当代中医皮科流派临床传承书系

长安
皮科流派

韩世荣◎名誉主编

闫小宁　李文彬　赵连皓◎主编

中国健康传媒集团
中国医药科技出版社

内 容 提 要

　　本书是对长安皮科流派的系统梳理，内容包含流派概述、流派学术体系及学术特色、药物使用经验、经典方剂以及流派优势病种诊治经验等，对弘扬中医学术，传承中华文化，彰显长安（西安）在中国近现代皮科医学上的影响等有一定的促进意义，对中医皮科临床具有很高的参考价值。本书适合中医皮科临床医师、中医药院校学生、中医爱好者以及皮肤病患者和家属学习、参考。

图书在版编目（CIP）数据

　　长安皮科流派 / 闫小宁，李文彬，赵连皓主编 . — 北京：中国医药科技出版社，2023.2

　　（当代中医皮科流派临床传承书系）

　　ISBN 978-7-5214-3424-8

　　Ⅰ . ①长… Ⅱ . ①闫… ②李… ③赵… Ⅲ . ①中医学—皮肤病学—中医流派—西安 Ⅳ . ① R275

　　中国版本图书馆 CIP 数据核字（2022）第 178984 号

美术编辑　陈君杞

版式设计　也　在

出版　**中国健康传媒集团** | 中国医药科技出版社

地址　北京市海淀区文慧园北路甲 22 号

邮编　100082

电话　发行：010-62227427　邮购：010-62236938

网址　www.cmstp.com

规格　710×1000mm $^1/_{16}$

印张　10 $^1/_4$

字数　197 千字

版次　2023 年 2 月第 1 版

印次　2023 年 2 月第 1 次印刷

印刷　三河市万龙印装有限公司

经销　全国各地新华书店

书号　ISBN 978-7-5214-3424-8

定价　39.00 元

获取新书信息、投稿、为图书纠错，请扫码联系我们。

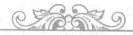

《当代中医皮科流派临床传承书系》
编委会

总 主 编 杨志波

执行总主编 周冬梅

副总主编 段逸群 刘 巧 李元文 李铁男

李 斌 曾宪玉

编 委（按姓氏笔画顺序）

王一飞 艾 华 叶建州 刘红霞

闫小宁 杜锡贤 李 凯 李红毅

李咏梅 李领娥 李福伦 杨素清

邱桂荣 张 苍 张丰川 张晓杰

张理涛 欧阳晓勇 段行武 贾 敏

唐 挺 黄 宁 黄 港 龚丽萍

崔炳南 谭 城 魏跃刚

编写秘书 张 苍

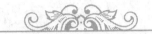

本书编委会

名誉主编 韩世荣

主　　编 闫小宁　李文彬　赵连皓

编　　委（按姓氏笔画排序）

马科党　东　淳　刘　勇　闫　隽

闫婵娟　孙　丹　李　宁　李张军

李美红　李晓强　李燕妮　陈　乐

陈　璐　赵一丁　赵志金　郭　蛟

梁雨时

总　序

中医本无学术流派。上自伏羲一画，而分天地，阴阳肇始，要本一家。而后黄帝推演，问道于天师。神农尝百草，日遇七十二毒。乃有针药之分，其用针者，调神化气，以通神明，以虚无之术治有形之身。其用药者，浣涤脏腑，调剂水火，以有形之药而治无形之气。流派之分肇始于此。

《汉书·艺文志》载医学有房中、导引、经方、医经四家，其经方十一家。隋唐之际江南诸师秘仲景之书而不传，门户之见生，而医道遂晦。虽有真经在前，而用药之道著于时者自仲景、隐居、之才、元方、孙真人以降，十数人而已。

两宋南渡，文兴兵弱，禅、道并起，儒亦随之。乃有理学之盛，乃有鹅湖之辨，儒乃有门户之分，而格致之学为一时之选，时人共识。乃有巨富如东垣者、乃有名儒如丹溪者，由文学而入医学，以格致之学格天地而解病康，乃有思辨之学，乃有门户之分。故曰：儒之门户分于宋，医之门户分于金元，乃有四大家之说，易水、河间、东垣、丹溪。实一而四，四而一也。其理皆本于《内经》，其治皆本于仲景。流派也者，非各见道之一隅而已，须知一派之宗师，必得道之全貌而后乃可就其一端而阐扬。若未窥全豹而欲成一家之言语，开一派之先，未尝闻矣。

中医皮肤病内治源于外科消托补三法，复借鉴于内科脏腑经络之说，由学士儒生内观脏腑，思揣生克制化生旺休囚而有所见，实乃由学问而阅历者也。其外治法则，则传自民间匠人之手，出于临床实践，真由阅历而后成学问者也。

皮外科肇始神农。《本经》所言大半为外伤、疮疡、疥癣之用。后世刘涓子、陶隐居、巢元方、孙思邈，代有新出。而尤以元方《诸病》所论最详。然元方所论实乃一脉专精之术，而中医皮科流派，实则三派并存：元方其一也，外科东垣之术其二也，脏腑经络之术其三也。以此观之，今日流派，并无第四法门。

然皮外科之门开而未久：百年之前民病唯伤寒及疮疡求治于医，以其害人性命于朝夕，余则无论矣：食尚不足以果腹，衣不足以蔽体，疥癣皮毛非所得虑、所能治者。唯升平日久，民生富足，方有中医皮科产生，而燕京赵氏皮科流派为其发轫。1954年，赵炳南先生在当时的"中央皮肤性病研究所"建中医研究室开始，计算至今，中医皮肤科已历68载，庶几近乎知规矩也。众多外科名医、内科名医因使命之感召走入中医皮科行业。复有众多西医开中西结合一派，张志礼、秦万章、边天羽皆一时之选。各个医家互相切磋，如琢如磨。学术交融，互相渗透，而因其所处之时空不同，所治之患者各异，所用之学术模型各别，延绵六十年，各成家法，而成不同流派。

今者，中华中医药学会皮肤科分会专门组织国内专家编写《当代中医皮科流派临床传承书系》，经系统梳理，反复论证，确有独特学术体系且传承三代以上者，定为待扶持的中医皮科学术流派，曰：燕京赵氏皮科流派、燕京金氏皮科流派、盛京皮科流派、龙江皮科流派、齐鲁杜氏皮科流派、北京广安皮科流派、长安皮科流派、海派夏氏皮科流派、黔贵皮科流派、岭南皮科流派、天山刘氏皮科流派、石门皮科流派、吴门孟河皮科流派、盱江皮科流派、湖湘皮科流派、闽山昙石皮科流派、汉上皮科流派、滇南刘氏皮科流派、津门皮科流派、四川文氏皮科流派。

世界之大，以变化为不易之理。从没有流派走向流派产生，是中医皮科学术发展的必经阶段。所谓流派者，非见解互相诋忤，实为各得乎中道，而就所见之患者，自医道之海略取一瓢，以解一方患者之疾苦者也。非为各得一道，道道不同。当知万本一源，众流归海。海也者，神农黄帝之学也，仲景华佗之术也。

众多流派的推出将使学术进一步繁荣，并将促进更广大的医生群体的学术交流，互融互通，互相激发。经过一定时间的充分交流，若干流派，必将再次融汇，产生更高级别的中医皮科学术共识，并带领中医皮科在更高的层面上开创新的学术流派。

作为本书的总主编，在此谨祝丛书能够充分展示各家学术思想，促进中医皮科学术传播与交流，祝愿在不久的将来，我们能够在流派碰撞的基础上，推动中医皮科学术水平达到新的高度。

杨志波

2022年10月

前　言

　　西安，陕西省省会，古称长安，素有"十三朝古都"之称。在漫长的中国医学发展史上，西安乃至陕西可称得上绝对的开创者。《周礼》将医学分为食医、疾医、疡医和兽医，是世界上最早的医学分科。在之后的漫长历史长河中，此地区名医辈出，震古铄今的医学巨著层出不穷，逐渐形成了独具特色的长安医学流派。

　　清代初期，陕西三原的陈尧道为伤寒大家，其所著《伤寒辨证》是后世学习研究《伤寒论》的重要辅助读物，影响较大，有"南有叶天士，北有陈尧道"之称。此外，他还著有《痘疹辨证》一书，此书是一本论述皮肤病的专著，其内容非常丰富，他的四诊、八纲辨证思想对于诊断、治疗天花、水痘、麻疹、猩红热等皮肤病具有重要的临床指导价值。此外，陕西地区的小儿痘疹专家刘企向、伤寒学家王梦祖以及高榭、姚俊、孙沛等，都是享誉当时的医家。

　　长安医学成氏中医皮肤流派的理论基础和临床经验的积累与传承正是建立在长安医学流派之上。具体而言，长安医学成氏中医皮肤流派根植于长安，可以追溯到陈尧道，渊源于王王海天，成形于成振江，后在董永丰、韩世荣、闫小宁等诸多医家的不断补充中得以完善。

　　值得肯定的是，王海天在皮肤疮疡的诊断、治疗方面有独到之处，尤其是在丹药（红升丹、小升丹等）的炼制、临床应用方面有较深的造诣。成振江以王海天为师，4 年的系统学习，使他掌握了常见皮肤疮疡类疾病的发病机制、临床诊断与治疗，尤其是继承了老师王海天丹药的炼制、临床应用秘诀。结业后调入陕西省中医研究所（今陕西省中医药研究院），先后从事中医外科及皮肤科临床工作。注重辨证施治与专病专方相结合，擅治外科疮疡和皮肤疥癣顽疾，疗效显著。精于炼丹术，以丹药配制十种膏丹丸散等有效方，倾心撰写了《疮疡论治》《膏丹运用》等著作，确立了长安医学成氏中医皮肤流派的理论框架和特色治法。

　　今天，中医药不仅仍然在我国的医疗卫生保健方面发挥着不可替代的作用，而且正在走向世界，成为人类抗御疾病、追求更高生命品质的必要手段之一。为了弘扬中医学术，传承中华文化，也为了显扬长安医学成氏中医皮肤流派在中国近现代皮外科医学上的一点成绩，我们组织专业人员编写了这本书，希望通过它让大家来了解陕西中医皮肤科事业的发展，同时，也算是对先贤的敬仰和纪念吧！

由于水平所限，书中难免有不足之处，敬请同道们指出，以便后续订正！

编者

2022 年 6 月

目 录

第一章　流派概述

第二章　流派学术体系及学术特色

第三章 流派用药经验

第四章　流派经典方剂

第五章　流派优势病种诊治经验

第一章
流派概述

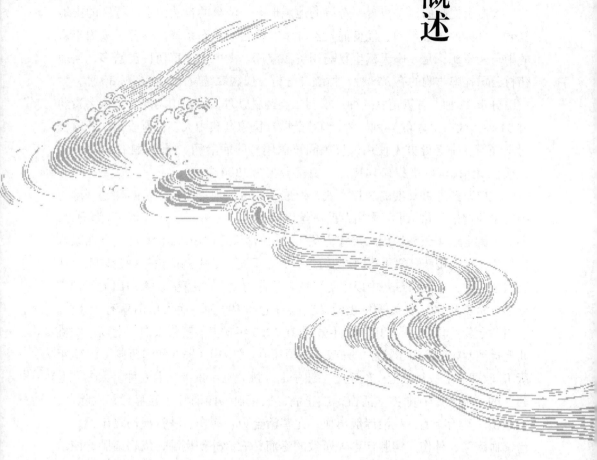

第一节 流派产生的背景

一、西安地区地理状况及中药资源

长安医学是指发源和兴盛于西安地区的中医药学术流派，西安位于关中平原，这里有一座重要的山脉——秦岭，它是中华民族龙脉。其主峰太白山为我国大陆东部最高峰。秦岭及太白山重要资源丰富，尤其是"太白七药"独具特色，有其独特的理论体系，形成了太白草医流派，此流派由太白山龙门派道家已传承了几千年。太白山被誉为我国"三大药山"之一。

太白山优越的地理位置、奇特的地貌形态、清幽的自然山水、特殊的山地气候、多样的土壤类型、优良的自然环境、稳定的生态系统，孕育了极为丰富的中草药资源，是一座天然生物药用资源宝库。太白山中草药种类繁多，当地药材公司挂牌收购的有358种。据统计分析，属国家统管的二类药材30种，太白山分布22种。省管药材6种，视同二类药材管理，太白山均产。全国名贵药材34种，太白山分布14种。"太白草药"在国家药典中大多没有收录，药材公司不经管，中医处方不使用，仅民间草医用其防病治病。据《太白山本草志》记载，太白山区中草药有1415种，其药源植物1300余种。

太白草药通过长期的医疗实践，形成了独特的理论体系，它的理论基础与中医中药理论一脉相承。太白草药医学以"理古、法和、方奇、药特"为理念，形成七因七法（致病原因和治疗方法）、形色学说（识药理论和方法）、四梁八柱学说（草药用药规律）、药物配伍组方、草医药论、七药医论等理论体系，在国内独一无二。太白草药中以"七"命名的称为太白"七药"。太白山七药种类繁多，资源丰富。有关资料表明，全国有七药199种，而太白山就有158种。太白"七药"具有极高的医疗价值。早在1953年，美国就将太白"七药"的桃儿七提纯制成药品用于抗癌，并载入美国药典。《中华人民共和国药典（1977年版）》收载三七、竹根七、红毛七、钮子七、桃儿七、景天三七6种。太白"七药"的功能大致有七：一活血，二止痛，三止血，四消肿，五解毒，六除痹，七理伤。其治有七：一治诸般出血，尤善治金刃、箭伤、跌打损伤之出血；二治气血瘀滞、外伤、痈肿疔毒等所致的疼痛；三治外伤瘀肿、疮疡诸肿；四治畜兽咬伤；五治蛇、蝎、蜈蚣等毒伤及疮痈肿毒；六治风湿诸般痹痛；七治五劳七伤。此外还可利水消肿、止咳平喘、泻下通便或补脾益气，因七药品种不同，其功各异。

二、流派学术背景

长安作为一个历史悠久的文化古都，体现了中华民族的身份、文化和一些基本的文化价值取向。秉承着"尊古崇经，重视传承"的思想，在不断升华自己内部文化的基础上，吸收外来文化的精粹，集兼容与创新于一体，为长安中医药事业的发展夯实了基础。

名医是一个学术流派的杰出性代表，也是一个时期内中医学术和临床疗效水平的主要体现者。长安医家"尊古崇经，重视传承；精研医术，重视临床"。古有"药王"孙思邈，其医德高尚，在《备急千金要方》中著有《大医精诚》，从"志存救济""精勤不倦""无欲无求"三方面阐释了孙思邈的医学伦理、道德思想；再有王焘，亦宦亦医，他不存个人偏见，博采众家之长，可谓"上自神农，下及唐世，无不采撷"；王冰的《重广补注黄帝内经素问》更是对中医理论的传承弘扬起到了举足轻重的作用；明朝"关中鸿儒"武之望，现有三部医学著作于世，分别为《济阴纲目》《济阳纲目》《疹科类编》，在中医学术思想上亦有深远的影响；李东垣，金元四大家之一，尊崇脾胃论，创立了"脾胃学说"，为临床实践奠定了坚实的基础。

长安医籍丰富，古有中医经典著作《黄帝内经》《神农本草经》，在一定程度上反映了长安对早期医学的贡献；《周礼·医师章》记载西周医事制度；我国现存最早的医案——《仓公诊籍》在陕西撰成；姚僧垣在长安任医官，撰《集验方》12卷；唐代王冰著《黄帝内经素问注》，王方庆著《新本草》《药性要诀》，苏敬著《脚气方论》；孟诜《食疗本草》为最早的食疗专著；武之望在官场居于高位，潜心钻研医学，著有《济阴纲目》《痘科类编》等；明清兴盛时期长安名医杨珣曾任职太医院，并且著有《针灸集书》《丹溪心法类集》等；三原陈尧道著有《伤寒辨证》，被乾隆评价为"南有叶天士，北有陈尧道"；黄竹斋著有《伤寒杂病论集注》，李虎纵著《疗风气诸方》，长安名医任申彪著有《麻疹约要》。

长安医学流派的特色之一便是"健康至上，注重养生"。以唐代孟诜为例，其注重养生保健，并著有《食疗本草》一书，是现存最早的食疗专著。以日常生活所食用的谷物、瓜果、蔬菜、动物等为主要的药用来源，阐述其食用方法、药理作用以及禁忌和疗效。其三因制宜的食疗原则为中国古代养生的起步奠定了基础，并让世人意识到食补养生的重要。另有"药王"之称的孙思邈，在道家修德、吐故纳新的基础上提出了以养生重德、食养为上，动静结合的养生之道。他的养生理念及医学思想，将古代中医、儒、佛理论及道家思想等融为一体，对后世的养生保健的发展有着积极深远的影响。

历史上，长安是痘疹等传染性疾病的高发之地。陕西临潼著名医家武之望著有《痘科类编》，对麻疹的病因病机、发病特征以及诊断治疗均做了详细的概述，对麻疹与痘疹、斑疹、脉疹、骚疹、盖痘疹的鉴别以及症状的轻、重、不治等病情预后亦做了简明扼要的论述。明末清初咸阳三原县诞生了著名伤寒温病学家陈尧道，当时有"南有叶天士，北有陈尧道，中立吴又可"之称，陈氏创立了完整的小儿痘疹辨证论治理论。陈氏提出疹痘是"运气为之也"，认为天花和麻疹是由于异于六气的异常致病因素感染所引起的传染性疾病，提出临床应鉴别虚证、实证和虚实夹杂证。他专章论述水痘与正痘的区别，提出"解毒中寓有升发"的治疗原则，指出要根据天时岁气变化和具体病情灵活运用解毒和补托两法进行治疗，并提出了"忌骤用寒凉、忌多用辛热、忌用涩补"等"疹家三忌"。清初陕西咸阳医家刘企向先儒后医，擅长儿科诊治，晚年勤于著述，其歌诀体医书《痘科药性诗余》（1720）、《痘科一得歌诀》（1721）、《痘科一得药方解》（1727）具有重要的中医药治学方法启示：一是通过分析刘企向歌诀体医书的内容特色和学术观点，可归纳总结其临证经验、用药规律和医学思想；二是探究刘企向歌诀体医书的体裁及用韵，对于中医药科普读物的编写及推广流传有积极的参考价值；三是从传统文献学、诗词音韵学、中医学等多学科的角度对刘企向歌诀体医书进行全面研究，可为古代医书的跨学科研究提供一种新的范式。

第二节　流派学术渊源

长安成氏中医皮肤流派学术奠基人为陈尧道，他的学术思想及临床经验在陕西地区有着深远的影响，结合学习其他学术流派代表人物如顾伯华、赵炳南、朱仁康、禤国维、徐宜厚等教授的宝贵经验，为长安医学成氏皮肤病学术流派理论基础的建立和临床经验的积累与传承奠定了坚实的基础，成氏皮肤病学术流派根植于长安，渊源于王氏（王海天），成形于成（成振江）门，发扬于后学。

长安皮肤病流派数代先贤，励精图治，精于理论，勤于临床，不断学习、实践、思考、探索，皮肤病的诊治水平不断进步得益于对经典的热爱与对诸家长处的学习。

1. 源于《内经》

中医药经典著作是中医发展的源头和基石，是中医学知识的宝库，经典著作是中医药学的内涵与精髓，是古人世世代代同疾病做斗争的智慧结晶，包含着丰富的理、法、方、药理论，体现着中医诊治疾病的方法，《黄帝内经》医学理论丰富，内容博大精深，为医者必读之典籍。后世医家在其基础上不断延伸拓展，并用于指导临床疾病的诊治。长安皮肤病学派也不例外，历代前贤推崇《内经》，通晓理论，结合临床实际不断发展，充实应用。

（1）护卫气：腠理皮毛在人体最外层，直接与外界接触，最易受外邪侵袭，卫气起着固护体表、防止外邪侵袭的作用，同时也起着防止身体正气外泄及津液渗出的作用，如《灵枢·本脏》所述："卫气者，所以温分肉，充皮肤，肥腠理，司开合者也。"卫气来源于水谷精微，行于脉外，《灵枢·营卫生会》曰："谷入于胃，以传于肺……浊者为卫。""卫气者，水谷之悍气也"，卫气与津液共行于脉外，卫气依附于津液，皮肤汗液的排泄正是卫气"司开合"功能的体现。基于以上理论，长安皮肤学派将其充分应用于皮肤病理论解释及治疗方案的制定之上。如冻疮、寒冷性多形红斑、硬皮病、雷诺病、寒冷性荨麻疹、寒冷性脂膜炎等等，长安皮肤学派认为这是卫气不足不能温阳分肉的表现，特别是在自然界阳气不足之时表现更为明显，治疗以温通为主，如荨麻疹，躯干、四肢风团，骤起骤消，认为是卫气受到外邪侵袭后，局部开合失司，津液不得外泄，聚于腠理之间所致，因感受外邪性质不同，机体正气差异而临床表现各异，可以是急性荨麻疹，也可以是慢性荨麻疹，既可以表现为潮红色，也可以表现为淡红色，可以瘙痒明显，也可以灼痒可忍，或夜间加重，或受寒明显。如湿疹、天疱疮等水疱、渗液等为主要临床表现的皮肤病，均为津液外出的表现，长安皮肤病学派认为卫气不足，腠理不闭，不能有效地固护津液，导致津液外泄，因卫气虚弱程度不一，病程、疾病严重程度等各异。

（2）重营血：营血与卫气均来源于脾胃运化的水谷精微，营气与血液行于脉中，与血液伴行，营气依附于血液，其性凉润，能制约阳热，营阴滋润脏腑腠理，养神。营血不足，心神不养，故出现失眠、多梦、惊恐等症状，在皮肤科疾病中许多疾病和精神因素关系密切，长安皮肤学派认为其和神关系密切，在神的调节中必须调养营血，在白癜风、黄褐斑、神经性皮炎、斑秃等疾病的诊治中一直贯穿着调理营血的思想，在临床上取得了满意的疗效，总结经验研制出了祛斑玉容丸、萍香丸等中成药。

（3）调营卫：营卫可分不可离，生化同源，卫气伴随营气而行，营卫可以相互转化，但二者形质有所区别，营卫调和才能共同发挥滋养皮肤腠理、卫外御邪等作用，只有营卫调和皮肤毛发功能才有保障。《灵枢·刺节真邪》言："虚邪之中人也……搏于肉，与卫气相搏，阳胜者则为热，阴胜者则为寒……搏于皮肤之间。其气外发，腠理开，毫毛摇，气往来行，则为痒。"痒为痛之渐，痛为痒之极，瘙痒、疼痛为皮肤疾病常见的自觉症状，与营卫关系密切，营卫不和则容易出现瘙痒，因此调和营卫就是治疗皮肤病的一个思路。桂枝汤及当归四逆汤是常用的方剂。

（4）助元阳：《素问·生气通天论篇》有曰："阳气者，若天与日，失其所则折寿而不彰，故天运当以日光明，是故阳因而上，卫外者也。"文中把阳气比作天与日，指出阳气是人体生命活动的主宰，贯穿生命的始终，"有阳则生，无阳则死"，突出了阳气的重要性。张介宾在《类经图翼·大宝论》中写道："天之大宝，只此一丸红日，人之大宝，只此一息真阳。"长安皮肤流派以此理论为基础，认为硬皮病乃真阳不足，不能温煦全身脏腑、经络、形体、官窍之阳，患者临床表现出畏寒、怕冷、面色无华、肌肉萎缩变硬等一派虚寒之象，临床用桂、附、姜、辛等温热之药内服，外敷温阳活血类中药，临床收到满意疗效，并研制出了软皮丸、软皮热敷散等成药。

2. 法于仲景

尊古不泥古，本流派医家善用《伤寒论》六经辨证，拓展经方适应病种范围，运用甘草泻心汤加味治疗白塞病，运用麻杏薏甘汤加味治疗病毒性皮肤疣，运用当归四逆汤加味治疗硬皮病、冻疮、雷诺病等，时时体现"观其脉症，知犯何逆，随证治之"的辨证治疗思想。

重视平脉辨证。皮肤科的辨证与内科辨证有相同之处，也有相异之处，内科望闻问切四诊合参辨证，皮肤科在内科基础上充实和发展了望诊的内涵，出现了皮损辨证，但由于一些皮肤疾病仅有皮肤表现而全身表现不明显，再者因皮肤科门诊患者多，使得皮肤科辨证在一些时候就成了以皮损辨证为主，皮损辨证只能是局部辨证，例如白癜风疾病，临床表现为皮肤白斑，其他合并症状相对较少，给辨证分型带来一些困难。《伤寒论》六经辨证体系为长安皮肤病流派破此困局提供了方法，长安皮肤流派在此基础上逐渐形成了平脉辨证的方法和辨证特色。例如在白癜风等疾病的辨证中，先平脉辨证，分析病机，推测可能出现的舌象及可能的症状，再以观察的舌象及问诊所得的症状与推测的舌象及推测的可能症状进行比较，检验辨证是否准确，做到平脉辨证来于临床、验于临床、服务临床的理论实践相结合。

3. 注重《脾胃论》

脾胃为后天之本，气血生化之源，皮肤的生理功能正常，需要依赖脾胃化生的气血的滋养濡润。反之，若脾失健运，气血生化不足，肌肤不得濡养而为病。李东垣在《脾胃论·脾胃盛衰论》中说："饮食入胃，阳气上行，津液与气，入于心，贯于肺，充实皮毛"，"百病皆由脾胃衰而生也"。许多慢性皮肤病患者或者其他慢性疾病伴发皮肤病患者，部分是因为久病损伤脾胃，导致气血生化不足，抑或使病情加重，因此长安流派非常重视固护脾胃，常用方有理中汤、参苓白术散、补中益气汤、五苓散等。

4. 推崇《外科正宗》

明代著名医家陈实功《外科正宗》在中医外科的发展中具有极其重要的作用，其内外同治，内治重视固护脾胃、活血行气等理念仍指导临床，许多方剂如消风散等仍经常应用于皮肤病的治疗。在其外治法丹、散、膏的基础上，长安皮肤流派又有所发展，红升丹、白降丹、九一丹、金黄膏等仍广泛应用于临床，且增加了其适应范围，如在《外科正宗》金黄散的基础上发展而来的加味金黄膏目前用于痈肿初起、结节性红斑、丹毒、囊肿型痤疮等疾病。《外科正宗》中的一些治疗方法，如药罐、熏蒸等经改良后在皮肤科得到长足发展，如中药蒸汽浴、中药熏蒸法在银屑病、湿疹、硬皮病等疾病中取得了良好的疗效。

5. 兼容并蓄诸家之长

长安流派在发展过程中必然受到其他学派的影响，流派医家乐于，也善于学习他家之长。学习赵炳南的从湿论治皮肤病，将其除湿六路，即除湿解毒、清热除湿、健脾除湿、疏风除湿、搜风除湿、祛湿健发的学术思想结合实际情况变通应用；学习长安米氏内科流派"辨证求因、审因立法、分清主次、依法定方、加减有度"学术思想指导临床。当然，诸多其他名医大家的临床经验及其学术思想的影响，共同促进了长安皮肤流派学术思想的发展、进步。

第三节　流派核心人物略述

一、流派核心人物

（一）陈尧道

陈尧道，字素中，三原（今陕西省三原县）人，生卒年不详，约生于明万历三十七年己酉（1609），卒于清康熙二十六年丁卯（1687）以后，享年约80岁。

陈氏初习举子业，"屡试不遇，关辅兵荒，绝意仕进，与书无所不读，其中尤精于医"。根据《三原县志》光绪六年刊本）记载，他年轻时博览群书，后潜心医学，结合实践，对岐黄经籍必求融会贯通。多思善辨，处方严谨，治疗疾病效果神奇，所以"远近有求医者满户"。他医德高尚，治病不分贫富与地位高低，常能施药救危济贫，"遇人无贫富疏密，虽委巷绳枢必往"。著有《伤寒辨证》，一名《伤寒活人辨证》（1678）4卷，多次刊印发行。此外，还著有《疹科辨证》《痘科辨证》《医学心得》等书。他是清代一位著名医学家，不论是在医术，还是医德等方面，都是一位很有影响的人物，故有"南有叶天士，北有陈尧道"之说。

（二）王海天

王海天，陕西泾阳县人，生于清末民国时期，具体生卒时间无从详考。在皮肤疮疡的诊断、治疗方面有独到之处，尤其是在丹药（红升丹、小升丹等）的炼制、临床应用方面有较深的造诣。继承人有成振江等。

（三）成振江

成振江（1916—1984），字海涵，陕西省泾阳县人，九三学社社员，1939年拜外科名医王海天为师，学习4年，掌握了常见皮肤疮疡类疾病的发病机制、临床诊断与治疗。尤其是继承了老师王天海丹药的炼制、临床应用秘诀。1942年在泾阳开业应诊，1956年任泾阳县城关镇卫生所所长，1959年结业后调入陕西省中医研究所（今陕西省中医药研究院），先后从事中医外科及皮肤科临床工作。继承人有董永丰、戴双明、成新艳。

成氏临床40余年，积累了丰富的临床经验，注重辨证施治与专病专方相结合，擅治外科疮疡和皮肤疥癣顽疾，疗效显著，在群众中享有一定声誉。精于炼丹术，以丹药配制十种膏、丹、丸、散等有效方，倾心撰写了《疮疡论治》《膏丹运用》两部初稿，惜于"文革"动乱中散失殆尽。

（四）董永丰

董永丰（1931—2017），男，汉族，陕西西安人，共产党员，中西医结合皮肤病主任医师。1963年毕业于青海医学院医疗本科，留该院附属医院皮肤科工作，任科主任，1970年脱产学习中医1年，1978年调至陕西省中医药研究院皮肤科，担任科主任。先后担任陕西省中西医结合皮肤科学会副主任委员、陕西省中医外科学会副主任委员、陕西省名老中医师带徒导师等职。

作为流派重要的承前启后者，董氏在40多年临床工作中，在治疗皮肤疑难顽症方面积累了丰富的经验，并逐渐形成了一套独特的诊疗体系。主持"银屑平治疗银屑病的临床研究"研究课题，在全国及省级杂志发表论文数十篇，参与编写医学专著 10 部。根据他的临床经验方研制成多种自产制剂，显著疗效，炼成中九丹。其学术特点有：①精通体质学说与皮肤病的关系，善于应用同病异治、异病同治法则；②善用中西结合，认病辨证准确；③认为皮肤病火证最多，用药力猛，善于守方，祛邪务尽；④善用活血化瘀及疏肝理气之法，认为气血乃人之根本，气滞血瘀常互为因果。

（五）韩世荣

韩世荣（1952—），男，陕西洋县人。二级主任医师，陕西省名中医，1994—2013 年任陕西省中医医院皮肤科主任，陕西省第四批和第五批中医药专家师带徒指导老师，《中国医学文摘·皮肤科学》《中国皮肤性病杂志》《中华实用医学研究》《陕西中医》杂志等期刊编委。获得陕西省科技成果二等奖一项，中华中医药学会学术著作三等奖一项。2014 年中华中医药学会皮肤分会组织编写《当代中医皮肤科临床家丛书（第二辑）》，韩氏成为西北地区唯一入选的中医皮肤科临床家。

同为流派承前启后的关键人物，韩氏继承了陈尧道、王海天、成振江、董永丰等前辈们的学术思想和宝贵经验，融会贯通，并结合自己数十年的体会与经验，逐渐形成其特有的皮肤病学术思想和诊疗特色。先后发表学术论文 80 余篇，编著和参编医学书籍近 30 种。其学术传承人有赵连皓、马科党、李美红、李宁等。

韩氏对长安医学成氏中医皮肤学派的发展倾注了大量心血，不仅全面对前辈的学术理论体系进行了全面的整理、诠释和发挥，还结合临床实践成功地将"皮肤病中医直观论治"思想运用于临床皮肤病的中医诊疗，并不断成熟，创造性总结了学派的核心思想，形成了皮肤病许多论治理论体系，在学派主要思想的主导下开发了系列制剂，包括银屑平、愈银片、新生发丸、白癜康Ⅱ号、白癜康 3 号、萍香丸、祛风抗敏丸、祛斑玉容丸、蒺藜丸、痤疮灵丸等，已广泛应用于临床相应皮肤疾病的治疗，收效尤佳。

其学术思想为：仁术为本、学术为标；衷中参西、病证结合；整体观念、多途给药；治病之要、贵在调和；阴阳之要、扶阳为纲；标本兼顾、脾胃为本；药宜轻投、缓以图功；援物比类、取象论治。

（六）闫小宁

闫小宁，男，主任医师，2007 年毕业于西安交通大学医学部，自 2013 年起担任陕西省中医医院皮肤科主任，在他的带领下，皮肤科及流派的学术活跃度得到飞跃发展。

闫氏对流派的发展在学术传承方面，闫小宁系统整理了董永丰、韩世荣治疗皮痹的学术思想与临床经验，所做博士课题《CTGF在硬皮病中的表达及中药的影响的实验研究》，对陕西省中医医院皮肤科治疗皮痹中药复方进行的基础研究。"CAMP/PKA信号通路对硬皮病的作用及围刺、艾灸、中药热敷对硬皮病的临床研究及应用推广"获陕西省科技进步二等奖第一完成人。2017年获陕西省中医药管理局科技先进工作者称号。牵头制定皮痹、四弯风的中医临床诊疗指南，在全国发行。提出银屑病内服外治综合治疗体系，形成全省银屑病诊疗方案并广泛推广应用，并辐射到四川、甘肃、青海、山西等周边省市地区。提出"围刺、艾灸、中药热敷"的综合疗法治疗硬皮病，成为陕西省第一批卫生计生适宜技术，并在全省范围内推广应用，该项技术在第四届美国International Conference on Clinical & Experimental Dermatology大会学术演讲。创建针灸治疗皮肤病学术体系，开展面部刮痧治疗黄褐斑、透针治疗面部皮炎、中药蒸发罨包治疗炎症性皮肤病、围刺治疗带状疱疹后遗神经痛、中药浴治疗银屑病、闪罐走罐结合火针治疗斑块性银屑病、穴位埋线疗法预防银屑病复发、贴棉灸治疗瘙痒性皮肤病、火针治疗痤疮及结节性痒疹、平衡罐、药罐疗法治疗过敏性疾病、埋线疗法防治慢性荨麻疹等中医适宜技术，在全国范围内推广应用。

闫小宁教授1995年7月毕业于陕西中医药大学，获针灸学学士学位。在5年的学习和临床实践中，逐渐具备了"天人合一、整体观念、辨证施治"等中医思维模式；把握了人体气血运行规律、药物归经、经络走行等人体生理学规律；在针灸、中医治疗方面积累了丰富的临床经验。毕业后在西安市某三级医院心脑内科及急诊科工作，在此期间处理了大量的心脑血管急危重症患者，诸如重症高血压、冠心病、心律失常、心衰、脑梗死、脑出血、糖尿病酮症酸中毒等症，为以后皮肤科临床工作打下了坚实的西医内科及处理急危重症的坚实基础。2000年9月，闫小宁教授再入陕西中医药大学攻读中西医结合临床皮肤病专业硕士学位，师从陕西省著名中医皮肤专家李治牢教授。通过3年的系统学习和临床实践，使闫小宁教授的中医临床思维得到了升华，熟练掌握了皮肤病常见病、多发病的中医辨证论治的基本规律，尤其是银屑病、黄褐斑、急性渗出性皮肤病等病的中医治疗方面积攒了丰富的临床经验。

皮肤科病种多达2000多种，其中也不乏少见病、罕见病和疑难杂症、危急重症。如果说皮肤病门诊的学习是见证皮肤科病种的多样性，那病房中的历练就是处理疑难、危急重症的复杂性。在交大二院皮肤科病房一年的学习中，闫小宁教授发现全国知名的西医医院教授如彭振辉、王俊民、王香兰等却能得心应手地将中医中药运用在皮肤病的治疗中并取得很好的临床效果。如白虎汤合并玉女煎治疗伴高热的脓疱型银屑病；清营汤治疗红皮病型银屑病；独活寄生汤治疗关节病型银屑病。受他们的言传身教，自此中西医结合治疗的辨证思维已在闫小宁教授的心里生根发芽。

2007 年 11 月，为掌握光电技术在皮肤科的应用，闫小宁教授博士论文答辩结束后立即进入交大二院激光美容室学习，跟从王永贤、曾维惠两位教授系统学习了现代激光美容技术半年。在两位教授细心指导下，闫小宁教授掌握了调 Q 激光、强脉冲光、点阵激光、脉冲燃料激光等在鲜红斑痣、太田痣等损容性皮肤病、面部年轻化治疗方面的应用；在此学习过程使得闫小宁成长为一名掌握现代医疗美容技术的合格皮肤科医生，同时又为其后来在科室开展激光美容业务奠定了现代化的理念。

2008 年 5 月，闫小宁博士毕业回到陕西省中医医院皮肤科工作。在此期间，他一方面跟随董永峰教授、韩世荣教授认真学习，总结成氏中医皮肤病学术流派的经验，在两位先贤的指导下，不断提高自己中医辨证论治能力，同时又大胆创新，开展了诸多具有中医特色的传统治疗技术，如梅花针叩刺治疗神经性皮炎、丹参注射液穴位注射斑秃、面部刮痧治疗黄褐斑、中药药浴治疗黄褐斑、穴位埋线治疗荨麻疹、自血疗法治疗过敏性皮肤病等等。良好的治疗效果带来了很好社会效益，使陕西省中医医院皮肤科临床业务得到迅猛发展，短短的 3 年时间，床位数从 3 张迅速发展到 33 张。门诊诊室也增加到 4 间，建立了皮肤科独立的护理单元，医技护人员从当初的 5 人增加到 30 人次，门诊量也出现井喷式发展，皮肤科逐步成为省级重点专科和学科。

由于工作出色，2011 年 9 月闫小宁教授有幸被医院选中，作为中央组织部"西部之光"访问学者在北京中日友好医院进修学习。师从全国中西医结合皮肤病著名学者白彦萍教授。

2016 年 7 月，国医大师禤国维岭南学术流派传承工作站——陕西省中医医院工作站的成立，使地处东南的岭南学术流派和地处西北的长安医学成氏中医皮肤病学术流派进行深度的融合发展，丰富了长安医学成氏中医皮肤病学术流派的内容，极大地促进了流派学术内涵的建设，也对学科的发展和建设产生了重大的影响。2017 年 9 月，上海中医药大学附属岳阳医院李斌教授被陕西省省委组织部按照"百人计划"特聘为陕西省中医医院皮肤科特聘教授兼陕西省中医药研究院皮肤病研究所名誉所长，使陕西省中医医院皮肤病院的科研能力得到进一步提升，也使长安医学成氏中医皮肤病学术流派融入了海派中医流派传承研究工程夏氏外科一些学术特点，在独特西北地域特点基础上，纳百家之长；

在继承的基础上，有所发展；在守正的基础上，有所创新，终成全国较有影响力的学术流派之一。

闫小宁教授在25年的行医过程中，继承前辈先贤长安医学成氏中医皮肤病流派学术思想体系的同时融入了北京、上海、广州等诸多名家思想及对应流派学术体系，兼收并蓄也提出个人一些心得：治病之要、贵在调和；整体观念、内外兼治；衷中参西、病证结合；阴阳之要、扶阳为纲；标本兼顾、脾胃为本。

（1）治病之要，贵在调和："和"思想为中国古代哲学史一贯的主题，几千年来，"和"的哲学思想广泛应用于伦理、道德、政治、宗教、经济、医学等层面，深刻地影响着中华文明的发展与变迁。早在殷代甲骨文中就有了"和"这个字。老子"万物负阴而抱阳，冲气以为和"等都强调了对立面的谐和。从西周至春秋出现和发展的这种对立面谐和，即"和"的哲学美学思想。《周易·乾第一》象辞中："乾道变化，各正性命。保合太和，乃利贞。"是指在乾阳之气化生万物的变化过程中，达成了高度和谐的状态，而这种状态是通过阴阳之间的动态平衡来实现的。在中国传统文化中"和"表达的是"和谐平衡"的思想，而且也同其他古代哲学思想一道，自然而然地渗透到中医学并影响着中医学的发展。《内经》中载有"和"义的原文里，皆体现了"和谐平衡"的思维理念。《内经》认为人与自然环境之间，要"和其运，调其化，使上下合德"以达到人与天地相应之和谐境界。在人体生命活动过程中，通过阴阳的互制互化，使人体之脏腑、经络、气血、津液皆处于"和"之状态，才能成为健康无病的"阴阳和平人"（《素问·调经论篇》）。因此"和"法秉承了进退、曲直、动静、刚柔之间求平衡，反映了中医整体辨证的至高境界。

治法中"和"法有广义、狭义之分，广义和法是指所有具有调理、调和作用的治法，是根据中医基础理论制定的能够通过药物四性五味归经的综合作用，使脏腑气血阴阳重归于协调平衡的治法。它通过辨证求因，分析病机，针对性地将中医多种治法融为一体，以适应复杂病变治疗的需要，因此也是中医治疗所追求的最高境界。和法包含内容较多，涵盖宽广，用于疑难病，具有切中病机、兼治全面、药性平和、无恋邪或伤正之弊的优点，因而，应作为疑难病的重要治法。可以归纳为调和气血法、调和脏腑法、调和表里法、调和营卫法、调和寒热法、调和阴阳法等等。

狭义和法是指《伤寒论》中的和解少阳的治法。和解少阳为中医八法之一，是通过和解、调和，使表里寒热虚实的复杂证候、脏腑阴阳气血的偏盛偏衰归于平复，从而达到祛除病邪、恢复健康的目的。临床上根据病邪性质和病位，以及脏腑功能失调的不同情况，又将其分为和解少阳、疏肝和胃、调和肝脾、调和肠胃等不同治法。和解少阳适用于邪在半表半里的少阳证；疏肝和胃适用于肝胃不和证；调和肝脾适用于肝郁脾虚证或肝脾失调证；调和肠胃适用于胃肠不和，或上热下寒证。经验阐述举例如下。

经典方剂小柴胡汤（柴胡、黄芩、人参、制半夏、甘草、生姜、大枣）主治少阳发热，症见口苦，咽干，目眩，耳聋，脉弦以及太阳、阳明二经发热不退，寒热往来。少阳主半表半里，少阳病的特点就是缠绵不愈，多见于疾病的迁延阶段。这种状况归根于免疫系统的失调，皮肤病，如荨麻疹、过敏性皮炎、异位性皮炎、过敏性鼻炎等大多与免疫失调有关。这类疾病具有发作休作有时的特点，寒或热刺激可诱发，符合往来寒热的范畴。小柴胡汤具有透邪清里、调和营卫的作用，因此采用小柴胡汤加减治疗慢性荨麻疹等迁延难治的过敏性疾病常能收到奇效。

桂枝麻黄各半汤（桂枝、芍药、生姜、炙甘草、麻黄去节、大枣、苦杏仁）辛温解表，微发其汗，主治太阳病未能用适当的汗法解表，邪郁而病不解，表邪稽留较久，故仍有脉浮、头痛、发热、恶寒等症。因不能得小汗出，故身痒；为正未虚、邪较轻，正与邪争，临床可用于感冒、外感高热、咳嗽、过敏性鼻炎等属太阳表证的治疗。适用于各种类型的荨麻疹、过敏性紫癜、湿疹、神经性皮炎、皮肌炎，以及糖尿病、肾病等合并皮肤瘙痒症等变态反应性疾病及皮肤肌表疾病。

柴胡加龙骨牡蛎汤（柴胡、黄芩、生姜、半夏、人参、大枣、龙骨、牡蛎、铅丹、桂枝、茯苓、大黄）具有和解少阳、通阳泄热、重镇安神的作用。主治少阳枢机不利，胆郁化热，弥漫三焦，热扰心神的心胆不宁证。适用于荨麻疹、结节性痒疹、湿疹剧烈瘙痒，烦躁不安，难以入眠者。

（2）整体观念，内外兼治：中医的整体观念就是具有统一性和完整性的辨证思维模式，是中医基本特点之一，是中国古代唯物论和辩证思想在中医学中的体现。这个整体包括了人与自然界、人与社会、人体内部等等。局部是整体的反映，但是局部总和并不是整体，而且这个整体是有机的。因此中医的整体观是中医学历经数千年以来屹立不倒的根基，是中医最重要的特色，同样也应该是医学的最重要特点，已成为中医的标志性符号。中医整体观贯穿于中医学的生理、病理、诊法、辨证和治疗等各个方面，认为疾病的发生、发展既与周围环境的变化有关，又与体内五脏六腑的功能失调密不可分。不同的疾病诊治方法不同，而同一疾病的不同阶段，其诊治方法也不尽相同，疾病是人体的一种局部反映，临床上不应该仅仅看到病，而要重视这个生病的人，重视这个人所处的自然环境、社会环境，因此中医历经2000多年，在认识疾病和人的过程中强调整体性，最终形成了我们独一无二的中医学整体观和辨证论治相结合的理论体系。皮肤病虽然病位在表，但发病机制、预后效果与脏腑功能变化关系密切。《黄帝内经》"心者，生之本，神之变也，其华在面，其充在血脉""肺者，气之本，魄之处也；其华在毛，其充在皮""有诸内，必形诸外"等等的描述，论述了皮肤病的特点是表现在皮肤表面的红斑、丘疹、水疱、风团等皮损变化，这些皮损正是机体内在的变化，即阴阳失调，气血、津液和脏腑的功能紊乱，在体表外在的反映。因此观察皮肤病的主客观症状等综合因素，分析其病因和病机，辨证施治。

皮肤病的中医外治法是提高临床疗效的重要方法。《理瀹骈文》说："外治之理，即内治之理，外治之法，即内治之法"，概括地说明了外治法的整体调节作用。中医外治法治疗皮肤病遵循整体观念及辨证论治的原则。皮肤病常用的中医外治法根据治疗操作的方式及配合药物的情况可分为药物外治法、针灸疗法及其他疗法等。闫小宁教授本科专业为针灸推拿专业，为皮肤科外治的开展奠定了扎实基础。2008年博士毕业后回到省中医医院工作，即时开展了多种中医外治技术，如膏药法、软膏法、熏蒸法、中药药浴法、湿敷法、涂擦法等。建立了以针灸专业硕士研究生为主的针灸外治团队，针灸疗法包括针对病灶局部的针灸治疗和整体辨证施治的针灸治疗，主要有体针疗法、梅花针疗法、三棱针疗法、耳针疗法、火针疗法、挑刺疗法、穴位注射疗法、穴位埋线疗法、放血疗法、艾灸疗法（雀啄灸、督脉灸、腹部暖宫灸、贴棉灸）、刮痧疗法（面部刮痧疗法、背部刮痧）、拨筋法等。国内首创了一些针对特殊病种的针灸疗法结合多种外治一体的综合治疗体系，如面部敏感性皮炎的面部透穴刺法结合中药面膜，带状疱疹的扬刺法结合电针中药涂擦法，硬皮病的围刺、中药热敷结合艾灸法，黄褐斑的面部刮痧、面针结合中药面膜法等等。

面部敏感性皮炎的面部透穴刺法结合中药面膜法：透穴疗法又名透针法、透刺法，是针法的一种，是从某一穴位刺入，针锋沿着一定方向经过体内某些组织，推至另一穴位之下，从而使其产生针感，加强得气力度，以有效地提高针刺疗效。针对面部敏感，不耐受各种药膏，采用针灸疗法具有祛风止痒、疏风清热的作用，结合中药面膜，可有效改善面部敏感状态。

硬皮病皮损采用围刺、中药热敷结合艾灸法：围刺法可提高局部刺激量，一针多穴透刺，形似围剿敌寇，具有通络止痛、减轻病损区物质的渗出、消除炎症性水肿、促进神经缺损功能的恢复作用。结合艾灸的温热壮阳作用及中药药物的作用达到温阳散寒、活血通络、消瘀除痹的功效。

带状疱疹的扬刺法结合电针中药涂擦法：带状疱疹的神经痛较为剧烈，可沿皮损区按照神经走向采用齐刺法浅刺疼痛区，针感不宜太强，结合体针电针刺激血海、梁丘、足三里等穴位，再结合外涂清热解毒、活血通络类中草药。

黄褐斑的面部刮痧、面针结合中药面膜法：面部刮痧分为"面刮法""双角刮法""平刮法"等，采用不同的手法用刮痧板点按面部主要的20多个穴，轻盈刮拭有斑部位，结合微针（直径0.18mm或0.20mm，长13mm的毫针）在斑片处围刺，均为浅刺，再配合针刺背俞穴，结合中药面膜，可疏通面部经络，调和气血，促进病变部位的血液循环，减少色素沉着。

（3）衷中参西，病证结合：辨证论治是中医诊治的特色，也是最核心、最关键的内容，最能体现中医诊治疾病的特殊性，但传统的辨证论治太过于宏观、笼统，对于疾病的发展变化与转归较难把握。西医学借助现代物理化学技术，对疾病的认识也越来越深刻。以张锡纯为代表的中西医汇通派提出"师古而不泥古，参西而不背中"，在实践中探索出衷中参西的病证结合论治模式，使中西医两种思路融会贯通，中西医结合因此而产生，因此两者的结合抑或中西医并重是中医发展的必然之路。中西医结合理论提出至发展以来，受到广泛重视，也将中医的发展推上了新的台阶。但长期以来，中西医结合理论一直被忽视的问题是西医的病理环节，这个存在于不同疾病中的共同的、成套的、呈规律性组合的、具有一定时相发展的病理生理学的变化，与中医理论体系中的"证"之间应该存在着某种对应关系。主要"证"的病理生理学基础就是基本病理过程，证的本质就是与之相关的病理过程所包括的机能、代谢和形态结构的异常变化。以"病理过程与证结合"作为切入点，是病证结合研究思路与方法学的合理选择，并且有可能推动中西医结合在理论研究上的创新与突破。"病证结合"只是中西医结合的初级阶段，"病理过程与证结合"才有可能使中西医结合发展到一个高级阶段。

陕西省中医医院皮肤科的创建者是西北地区皮肤学科领域有名的"三刘一邓"之一的刘树德教授，因此皮肤科成立之初，即确立了省中医医院皮肤科中西和参的理论基石，也对长安医学中医皮肤病学术流派的学术思想产生了深远的影响。流派第二代传人董永丰教授本身毕业于青海医学院，后西学中，逐渐成为引领陕西中西医结合皮肤病发展的领军式人物。董永丰老师"辨病+辨证—治病"和成振江老师的中医辨证综合临证思路和治疗方法进行整合，形成了"辨病—辨证—治病"的理论，为流派学术思想形成打下了扎实的基础。闫小宁教授师从李治牢、冯捷、徐汉卿、白彦萍等教授，均为中西医结合学术大家，其中冯捷教授及白彦萍教授无论从西医基本理论还是病理学上都有很大的成就。在此基础上，闫小宁教授还参加过第四军医大学西京医院及北京大学第一医院举办的皮肤病病理学习班，来提高自身的皮肤病病理诊断水平。流派团队重要成员马科党医师及陈璐医师分别被派往北京大学第一医院及武汉市中西医结合医院皮肤科进修皮肤病理，从全国最好的西医病理学府及全国顶尖的中西医结合病理医院学习，提高我们整体病理诊断素养。许庆强博士被派往协和医院皮肤科进修疑难病的诊治能力即辨病能力，学习一年，使流派疑难病的诊治水平上了一个新台阶。总体上流派团队人员整体辨病—辨证水平居于全国中医医院前列，也进一步完善了衷中参西、病证结合这一流派学术思想体系的传承和发展。流派的学术思想体系包括以下几点。

药融中西，扬长避短：在用西药针对病原或病理进行辨病论治或对症治疗的同时，参以辨证论治，"西药治其标，中药治其本，标本并治，奏效必速也"，强调西药辨病论治必须与中药辨证论治相结合。用西药针对病原进行特异性治疗，配以中药辨证论治，既可以制西药偏性，又能从整体上调整病理反应状态。如维A酸类药物阿维A治疗斑块型银屑病、脓疱型银屑病及角化型皮肤病常出现口干、皮肤干燥等不良反应，可结合中药辨证施治，酌情服用养阴润燥类中药如沙参、玄参、麦冬、熟地、黄精等，以制阿维A的不良反应。

西法断病，中药治病：西医对疾病的诊断注重以检验为依据，具有一定的优越性，这正是中医学在诊断方法上需要借鉴之处。近代汇通派也高度重视这点，如施今墨诊病重视参照西医器械检查结果，并注意采用西医病名。中医辨证应与西医辨病相结合。张锡纯对此十分赞赏，并在临床中广泛实践。皮肤病中皮肤病理对于临床诊断是不可替代的金标准，以皮肤病理为诊断基准，采用辨病与中医辨证治疗相结合，这也是流派总体奋斗目标。

专药为主，结合辨证：皮肤病是一个专科性质非常突出的临床专科病，因此专药种类繁多。如何以专药为主药治疗专病，结合辨证论治是中西医结合的重要课题。可以体现在两方面：一方面，参考西医理论与中药药理，针对病原、病因，选用专病专药，进行特异治疗，并结合辨证论治；另一方面，针对疾病主要的病理因素或病机的侧重点，选择专药随证施治。

把握病机，分期证治：将疾病按其演变规律，分为初、中、末期，在每一期基本治则治法指导之下，根据病情轻重与邪正盛衰，进一步分成若干证型，使辨病与辨证有机地交织在一起。

二、流派传承图谱

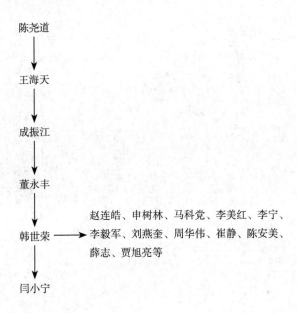

陈尧道

↓

王海天

↓

成振江

↓

董永丰

↓

韩世荣 → 赵连皓、申树林、马科党、李美红、李宁、李毅军、刘燕奎、周华伟、崔静、陈安美、薛志、贾旭亮等

↓

闫小宁

第二章　流派学术体系及学术特色

第一节 学术体系

一、丹药的炼制

炼丹术是在冶炼技术基础上发展而来的，大约出现于春秋战国以前。东汉末年，炼丹术与新兴的道教合流，为丹药的流行建立了社会基础。隋唐时，丹药开始具备治病功能，但其主要作为医用是在宋代，从此成为中医外科的特色用药。明清时期创造了红升丹、白降丹，为中医外治增添了有效途径，使丹药的应用达到鼎盛，标志着外丹的临床应用趋于成熟。

在历史发展长河中，丹药在中医外科外用药中起了重要的作用，外科丹药是指将药物（主要是矿物药）制炼成外用药物，如红升丹、白降丹就是两种最具代表性的外科丹药。丹药的炼制法和医学应用是历代医药学家千百年经验的积累，其疗效确切，甚至可谓神奇。然而，由于丹药的炼制方法比较烦琐，自古以来丹药的炼制又秘而不传，再加上由于炼制过程中需要的水银等材料有一定的腐蚀性和剧毒，临床运用越来越少。所以，很多医生说，只见书上载，不见手中用。

长安医学成氏皮肤病流派传承中一个重要的学术体系是丹药的炼制。在这一体系形成过程中，经历了一火一丹术（王海天）、一火二丹术（成振江）、炼三打灵药、制成中九丸（董永丰）。

王氏炼制丹药采用的是一火一丹术，每种丹药单独炼制。其炼制的升丹为小升丹，又称三仙丹，由水银、火硝、白矾各 31.25g（三药为原料经过炼丹方法炼制）炼制而成，据古书载，用量各家不同，亦有按七硝八矾一两银比例炼制的。炼制方法小升丹与红升丹基本相同，其配方较红升丹简单，药力也较弱。人们通常将红升丹称为大升丹、五升灵药，以示与小升丹区别。

升丹衍生品有九一丹和五五丹（王氏经验方），九一丹与五五丹均用于痈疽脓排不畅，二者都治疗腐肉未脱之证，但是病有轻重不同、阴阳之别，故二者使用时是有区别的，九一丹用于痈疡脓排不畅，腐肉未脱之轻症（阳证），而五五丹则用于痈疡脓排不畅，腐肉未脱属阴证，症状比较严重者。临证当分清阴阳寒热、轻重缓急，切勿盲目使用。

成振江精于炼丹术，以丹药配制十种膏、丹、丸、散等有效方，创新了丹药炼制方法，使可灵活配方。由王氏的一火一丹术改良为一火二丹术，对于升降丹的配方甚为灵活，炼丹后的药渣均有妙用。

成氏从王海天老师那里学到的是一个火候炼一种丹药，红升丹与白降丹是分开炼制的。成氏在临床上多次炼制，不断提出假想：如果将白降丹与红升丹分别结胎后，借一火候同时炼制，一起炼好二丹，名曰一火二丹术，具有节时省力的优点，收事半功倍之效，而且炼制出来的丹药经化验分析与分开炼制之丹药成分相同，治疗效果没有区别。成振江老师独创的就是这个一火炼二丹技术。

成氏反复强调，炼制红升丹成败的关键是火候及密封是否可靠，炼制白降丹成败的关键是结胎这一重要环节，要严格掌握火候，勿使火力太旺，否则会导致水银完全走失。这个过程中药料先溶解成液体，继之呈固态，周围现微黄色，中央最后出现白色粉末，俗称结胎，离火过宿冷却。若不是完全彻底自然凝结，药末烤得太干则结不成"胎"；如果只是离火受冷暂凝，势必当阳城罐置时，其胎受热而软落，无法炼制，若凝结牢固又不及时离火，则水银挥失，无法降出丹来。为掌握火候，可用竹签插"胎"试之，如插即下是太嫩，为火候不足，若插不下是过老，要速离火。

成氏的贡献在于通过对丹药的临床使用，提出应当分类、细化，才能取得更好疗效。

成氏关于红升丹的用法，在继承师父临床经验的基础上，有所发挥与创新，他在临床上发现疮疡溃烂后，不论是阳证还是阴证，都有轻重之分，腐肉有多少之别，在使用升丹时不能以每次用量多少决定，要在配伍比例上研究更多的剂型，以适应不同患者的需求。原有的九一丹、五五丹两种剂型已不能够满足临床的需要。有鉴于此，成氏在治疗阳证疮疡时除了应用九一丹外，又创制了八二丹，治疗阴证疮疡时除了应用五五丹外，又创制了七三丹。

董永丰扩展了丹药炼制种类，炼三打灵药，制成中九丸。董氏在炼制丹药的过程中，通过查阅资料，发现炼制三打灵药的方法和升丹的炼制方法大致相同，目的是通过炼制三打灵药，制成中九丸，治疗皮肤疑难顽症。中九丸为《外科十三方考》第一方，有歌曰："中九丸来味不多，说破异药笑哈哈，任他诸般奇怪症，每服数丸起沉疴。"

第三代传承人韩世荣、第四代传承人闫小宁等，继承并发扬了长安医学成氏皮肤病流派的炼丹技术，牵头开展一火二丹炼丹术的研究，并在全国中西医结合皮肤病诊疗学习班等不同层次、不同地域的各种学习班进行推广交流，得到了全国同道的热烈反响。

二、重视扶助阳气

阳气，充于天地之间，为自然万物赖以化生运动的根本，也是维持人体生命活动的根本，为历来医家所偏重。《素问·生气通天论篇》中载："阳气者，若天与日，失其所则折寿而不彰""阳强则寿，阳衰则夭。"明代张景岳在《类经附翼·大宝论》中说："天之大宝只此一丸红日，人之大宝，只此一息真阳。"明代李中梓《内经知要》云："天之运行，惟日为本，天无此则昼夜不分，四时失序，晦明幽暗，万物不彰矣。在于人者，亦惟此阳气为要，苟无阳气，孰分清浊？孰布三焦？孰为呼吸？孰为运行？身何由生？食何由化？与天之无日等矣，欲保天年，其可保乎？"清代郑钦安更说："阳者，阴之根也，阳气充足，则阴气全消，百病不作"，"有阳气则生，无阳气则死。"可见阳气乃人身立命之本，人身躯体本是一具死机，全赖一团真气运于中而死机遂成生机。

对于皮肤而言，阳气充盛，则能正常地化生气血津液，并能推动和布散气血精微濡养肌肤腠理；同时，卫阳充盛，则能正常发挥其温煦肌肤、固摄气血津液、调节腠理开阖、固护肌表、抗御邪气、逐邪达表之功。如《灵枢·本脏》曰："卫气者，所以温分肉，充皮肤，肥腠理，司开阖者也。"又说："卫气和则分肉解利，皮肤调柔，腠理致密矣。"若阳气不足则温煦卫外失常，气血生化鼓动无力，津血精微不得固摄，并且由于"阳气不足，浊阴积聚"，从而致气滞血瘀、湿聚痰凝等病理变化，进而产生各种皮肤病变。

导致阳虚的因素较多，如禀赋不足、误用或过用苦寒清热药物、病情积久伤正、久居寒凉、贪冷食凉等。随着工业科技发展迅速，人们的生活起居、工作习惯、知识情绪等也因之大为"受惠"，以致烦劳过度，耗伤阳气，《素问·生气通天论》所谓："阳气者，烦劳则张"，近代医家祝味菊也说："吾人仆仆终日，万事劳其形，百忧感其心，有动必有耗，所耗者阳也。"现代西医盛行，抗生素、激素、免疫抑制剂等在临床上被广泛地运用，然而一些有识之士则指出，这类药物在许多疾病的治疗上确是厥功甚伟，但滥用、误用已经成为医界流弊，伤阳、损阳、伐阳之境况触目惊心。陕西关中地区，就地域而言，与古长安相仿，四季分明，身居其间，夏多暑热难当，人多饮食生冷，或喜居处空调冷气房中，或汗出当风，冷水洗浴，冬则寒冷干燥，一有起居不慎，难免风寒外侵，致阳气受损，因而在关中地区，有阳虚表现的疾病（包括皮肤病症）当为数不少。

《内经》言："邪之所凑，其气必虚。"清人雷丰说："最虚之处，便是容邪之处。"虚者，正气不足，正气者，阳气也，也可称为真元、真阳、元气、真气、脏腑元真、龙雷之火及营卫之气等等。推而言之，阳气不足于表，则外感六淫之邪常易入而难去，甚或由表及里，深入脏腑；阳气不足于内，内生诸邪则外形而根深，乃至内外相招，牵引外邪。邪气存留之处，即是阳气不到之所，阳有一分不足，邪有一分存留，阳退一分，邪亦进一分。就皮肤病而言，由阳虚所致者可见于急性病症，但更多见于慢性顽固性疾病或久治不愈的皮肤病，所谓久病多虚。韩老师久于临床，尤精于皮肤外科之辨证，常谓顽麻肿硬，非痰即瘀，其所谓痰瘀，俱属阴邪，皮肤病见慢性顽固不愈，缠绵反复，或见麻木不仁以及有肿痛硬表现者，往往与痰瘀搏结肌腠脉络有关，而痰瘀之所以留而不去，其重要因素往往是阳气不足。由此可知，皮肤病的发生和进退均与阳气之盛衰有着直接的关系。

临床上，典型的阳虚性皮肤病常较易辨识：如表现在皮损上，可见颜色淡红或黯红，色泽晦暗或呈正常肤色；皮温或虽灼热不甚，鳞屑干燥松软而易于剥脱；分泌物色淡，腥臭不明显；压之不痛或疼痛不明显；自觉痛痒不剧，常得温则减，得寒则增；病变常昼轻夜重，或夏轻冬重。并可兼见神疲乏力，畏寒肢冷，耐夏不耐冬，不思饮水，或喜食温热饮食，腹痛便溏，小便清长，女子可见痛经、经色偏暗等，舌体胖嫩，或有齿痕，舌质淡黯，苔白而润，或舌红苔黄而舌面水滑，脉见沉细无力。常见病如硬皮病、雷诺病、天疱疮、冻疮，其他如慢性荨麻疹，红斑狼疮后期，部分银屑病，长期使用激素、免疫抑制剂的各种皮肤顽症等。

人之阳气敷布于人体内外，分居上、中、下三焦，以"沉潜为顺，上浮为逆"，所谓"君火以明，相火以位"，韩老师常言人体常宜上凉中暖下温，若阴寒内盛，格阳于外，虚阳不得不守其位，外浮上越，必然逆而为病，而成外热内寒、上热下寒或真寒假热，乃至真阳外脱之戴阳证等（此与阴精亏损，阳失所附，浮越于上，而致之阴虚阳亢证不同），临证则须仔细辨别，不得误判。

阳气卫外而固，无处不到，以宣通为贵。若邪气外犯，与阳气相搏肌肤腠理，甚或皮肤络脉，则有阳郁之变，赵献可说："凡外感病者，俱从郁看"，可谓一语中的。阳虚于表，虚邪外犯（内生痰瘀诸邪，也可外越而蕴于肌表），正邪相持于皮肤腠理，必致阴凝阳郁；郁阳还可化热，而皮肤热证表现，如皮损干燥、泛红、痒痛、脓肿、溃疡等，使病症复杂难辨；若脏腑阳气亦有不足，则外邪可由表及里，延及经络脏腑，客其虚处，正邪相争，久则耗伤正气，常形成阳气愈损而愈结、愈结而愈损的局面，使病情愈发难治。

临床治病养生以激发顾护阳气为纲，温扶阳气为治疗大法，选方多用四逆汤、通脉四逆汤、参附汤、附子理中汤、交泰丸、麻黄附子细辛汤等化裁。常用药中，附子大辛大热，通行十二经脉，上下内外无处不到，功能温中扶阳、散寒、除湿、止痛；干姜味辛性热，归脾、胃、心、肺经，温中散寒，回阳通脉，燥湿祛痰，温肺化饮；麻黄性味辛温，功擅发汗解表，散寒通痹。韩老师承张锡纯"附子辛温，无姜不热，无麻黄不通"之说，常将三药灵活配伍应用，以增强温热，宣通经络，行内达外，走窜不息，并发挥其以宣为通、以通为补之效，共称为"温阳三药"，运用于临床，取得显著疗效。若虚阳外越上浮，治疗又须根据辨证，在温阳的同时予以潜阳，药如龙骨、牡蛎之类，或引火归原的肉桂等，如张景岳所说："实火固宜寒凉，去之本不难也，虚火最忌寒凉，若妄用之，无不致死。"

除温扶阳气外，还当重视宣通阳气。治疗时可根据病因灵活用药，如风寒郁表者，可用麻黄、桂枝、荆芥、防风等；痰湿蕴结者，可选茯苓、泽泻等；邪郁化热者，可选忍冬藤、菊花、白茅根等；病久邪深，瘀阻肤络者，可选红花、川芎等。通阳的外治方法多样，能直达病所，对皮肤病的治疗起着重要作用，如在硬皮病的治疗中，常选用"四联通络法"治疗，所用艾灸、刺络、拔罐、火针、中药热敷、外用药膏等法，俱是温通阳气之妙法。

皮肤病的原因复杂，或由外感六淫，或因内伤七情，变生痰、火、湿、瘀、郁等，治疗时即使纯属热证实证，必用攻伐，也应当以不伤及阳气为要，免致病情迁延反复。如辨证属于外感风热者，治法上宜"发而越之""上者上之""汗之可也"，药选轻清上行、宣散达表之品，药味宜少不宜多，用量宜轻而不宜重，所谓治"上焦如羽毛，非轻不举"，不得概用苦寒清解之品，以免伤伐阳气。对于西医病因、病理、临床诊断为"炎症"的皮肤病，治疗上应回归中医的辨证论治，避免受到西医诊断、治疗方法的影响，滥用"清热解毒"之品。

总之，临床中，医者应善护人体阳气，凡见有阳虚之证的皮肤病，均应以扶阳通阳为法进行治疗。如《扁鹊心书》所说："人之真元乃一身主宰，真气强则人强，虚则人病，脱则人死"，"为医者，要知保扶阳气为本。"

三、重视脾胃

脾胃是气机升降之枢，后天之本，气血生化之源。《素问·阴阳应象大论篇》："谷气通于脾，六经为川，肠胃为海，九窍为水注之气。九窍者，五脏主之，五脏皆得胃气，乃能通利。"《脾胃论》指出："脾胃之气既伤，而元气亦不能充，而诸病之所由生也"，"内伤脾胃，百病由生"，"百病皆由脾胃衰而生"，均强调脾胃是元气之源，元气是人身之本，脾胃伤则元气衰，元气衰则疾病所由生。在生理上，"脾禀气于胃，而浇灌四旁，荣养气血者也""脾受胃禀，乃能熏蒸腐熟五谷者也"，指出脾与胃二者相互协同而使饮食代谢有常、津液输布有序。在病理上，"脾既病，则其胃不能独行津液，故亦从而病焉""胃既病，则脾无所禀受。脾为死阴，不主时也，故亦从而病焉"，说明脾与胃病理上密切相关。脾乃阴土，胃乃阳土，脾者主静而不动，胃者主动而不息，二者相表里而生化万物。

脾与胃因其不同的生理功能和生理特性而发挥不同的作用，但二者相辅相成，生化气血，滋养先天，内养五脏六腑，外荣皮毛肌腠。若脾胃运化正常，营血充足，肌肤则润泽丰满；若脾胃虚弱，失其健运之职，则气血津液虚少，肌肤失养而瘦削，毛发干枯无光泽，皮肤干燥、皲裂、瘙痒等；脾不运化，湿聚成痰，发生皮肤肿胀、结节、癥瘕积聚等，脾胃功能正常与否与皮肤病的发生密切相关。

1. 脾胃失运，水湿渐生

脾行胃中津液，转输水谷之精气，饮入于胃，通过脾上传于肺，再转输至膀胱，使精气布散到四肢九窍以及全身的经络。若脾脏所藏津液甚多，水饮易停聚形成湿邪，积而成痰，其性质重浊而黏腻，易阻滞气机，留则为瘀，郁而化热，随气流行，内外上下，逢虚而居，变化多端；又同声相应，同气相求，湿邪内聚，又常易与外湿相互招引，致病情愈演愈烈；且湿性黏腻，往往与其他内外诸邪气相合，胶结难除，则常致病情缠绵反复。故而皮肤病，特别是慢性顽固性皮肤病症，与脾胃功能失调有着千丝万缕的联系。

2. 脾胃失运，营卫不和

《灵枢·营卫生会》云："人受气于谷，谷入于胃，以传于肺，五脏六腑皆以受气，其清者为营，浊者为卫，营行脉中，卫行脉外。"李东垣《脾胃论》曰："胃者卫之源，脾乃营之本。"故脾胃健运则营卫化生有源。同时，也只有中焦脾胃的升降出入发挥其正常功能，营卫之气才会旺盛畅行。如《伤寒论·辨脉法》云："中焦不治，胃气上冲，脾气不转，胃中为浊，荣卫不通，血凝不流。"说明营卫起于中焦，人体营卫气血的生成和正常运行主要依赖于中焦脾胃。营卫不和，常可引发多种皮肤病症。

3. 脾胃不健，五脏受累

《脾胃论》云："五行相生，木火土金水，循环无端，惟脾无正行，于四季之末各旺一十八日，以生四脏。"强调脾胃在五脏中的重要性，虽言"心为君主之官""主不明则十二官危"，但脾胃为"仓廪之官"，其余脏腑均需脾胃所生之气血的长养。

《脾胃论·脾胃盛衰论》云："大抵脾胃虚弱，阳气不能生长，是春夏之令不行，五脏之气不生"，"盖脾胃不足，不同余脏，无定体故也。其治肝、心、肺、肾，有余不足，或补或泻，惟益脾胃之药为切。"体现了李东垣强调论治五脏病的根本大法是以补益脾胃为主。

《素问·玉机真脏论篇》中云："五脏受气于其所生，传之于其所胜，气舍于其所生，死于其所不胜"，"五脏相通，移皆有次，五脏有病，则各传其所胜。"从五行观而言，脾胃与心、肺为相生关系，与肝、肾为相克关系。心属火，火暖土，土为火之所生；肺属金，土生金，金为土之所生；肝属木，肝旺可乘土，木为土所不胜；肾属水，土能克水，水为土之所胜。故脾胃为病可影响四脏，五脏病变皆可引发皮肤病变，如红斑狼疮、硬皮病、银屑病、天疱疮等顽固性疾病，病因多端，治愈不易。

重视脾胃辨证调理，辨证方药中伍用调理脾胃之剂，常可缩短病程。皮肤病由脾胃失和所致者，临证当灵活辨证：如对于脾胃虚弱者，当健脾益气；寒热中阻，胃气不和，则宜辛开苦降，使脾胃升降复常；对于湿热蕴结者，又有热重于湿、湿重于热、湿热并重之别，临证则当细辨，务必使药与证合；伴便秘由实热燥结者，佐以清热泻下；由湿滞胃肠者，宜加化湿导滞之品；由气滞中焦，腑气不降者，宜行气降胃；由津液阴血亏虚者，应养阴润燥，增水行舟；由气虚推导无力者，益气以助推导；因于阳气亏虚者，治宜温阳通便等。若见皮肤病兼脾胃气虚出现纳差、腹泻、乏力、脉濡弱、舌淡苔薄白等症者，每于主方酌加健脾益气之品，如生黄芪、党参、山药、鸡内金、焦三仙等。

临床上治疗皮肤病常须大剂清热解毒，则宜佐用辛温和胃之陈皮、生姜等；祛风燥湿药常因刚燥而损胃津，可伍以养阴润燥之生地、知母、石斛等；滋阴养血之品易致滋腻，有碍脾胃气机之升降，宜加调畅中气之砂仁、枳壳等；温阳散寒药每致温燥而耗伤胃阴，则当伍以辛润养阴之白芍、麦冬等。

慢性皮肤病症的治疗一般须持续服药，且疗程较长，有时长达数月乃至数年，然而所用祛风燥湿、清热解毒、活血化瘀以及温阳通络等药大多有损脾胃，用之不当，极易伤脾败胃，影响治疗。所以时时顾护胃气，就成为皮肤病治疗中不可忽视的重要环节之一。在临证时，本着"脾胃健运，诸病易去""凡欲治病者，必须常顾胃气"的原则，用药施治必察其脾胃之强弱、胃气之盛衰。在皮肤病症恢复阶段，每因顽湿留着肌肤，锢结脉络，往往可见临床症状虽去，病情反复发作，缠绵难愈。从脾胃入手，运用健脾助运之剂以绝水湿之源，并促气血之源，补土生金，固护卫表，如六君子汤、八珍汤、玉屏风散、参苓白术散等。

在运用健脾和胃药时，从药味选择到药物炮制都应仔细推敲，力求用药精当。如山药是常用以补脾养胃，生津益肺，补肾涩精，但患者如脾气虚弱而兼大便溏薄，则用炒山药，常合用党参、炒或焦白术；若兼脾阴不足而见形消便结，则用生山药，常合生扁豆、火麻仁等。

无论是在皮肤病的辨证、用药、预防、调理等方面，均能以脾胃为中心，强调脾胃健运则病易平复，脾胃失和则病必难疗，诚可有鉴于临床。学者在进行辨证时，若能重视从脾胃着手，常能一窥其发病的本源，有助于临证辨证分型用药；在治疗及饮食调摄中，若能时刻顾护脾胃，使正气化生有源，邪无容留之所，则可利于皮肤病恢复，防止复发。

第二节　学术特色

一、温阳活血，除痹通络论（针对硬皮病）

人身之有生，全在一息阳气，有阳则生，无阳则死。若调摄不当，阳气内损，常致虚邪由表而里，伤人肌肤筋肉，乃至脏腑经络，变生诸症。在皮肤科临床最常见者如硬皮病、寒冷性多形性红斑、寒冷性荨麻疹、雷诺病、冻疮等。其中硬皮病的发生常由于脾肺肾等五脏功能失调，以致阳气不足，卫外不固，外邪趁虚而入引发。其临床表现既无红肿热痛等典型的热邪为患的表现，又因无游走不定、时发时止等风证表现，韩世荣通过临床数十年的观察，提出了皮痹无热证，感邪不兼风。可见其发病的关键乃阳气虚于内，寒湿侵于外，同气相求，内外相引，两阴相合所致。

由于痹邪深入，瘀阻血脉，致气血津液不得流布，变生痰瘀。痰瘀不仅可使邪气有所依附而难以去除，又可作为新的致病因素，与寒湿相合，锢结难解，加重络脉的闭阻程度，如此循环，常致病情日深。临床所见，硬皮病的病程较长，皮损除出现硬肿等症状外，常常无明显的自觉症状，或表现为感觉迟钝或麻木不仁等，并无疼痛的表现，即是由于痹邪深入血络，闭阻脉络的结果。如《素问·痹论篇》所云："其不痛不仁者，病久入深，荣卫之行涩，经络时疏，故不通，皮肤不营，故为不仁。"若五脏气虚，或失治误治，痹邪则可循经由浅入里，内舍五脏，并阻隔阴络，致脏腑功能失调，形成五脏痹。可见硬皮病在病机上总以痹邪瘀阻，脉络不通为其发病基础。

在临证治疗上始终当以扶正祛邪为原则，温阳益气治其本，活血通络、蠲痹散结治其标，其中又应以温阳活血一法作为治疗大法，以贯穿于治疗始末。

盖寒湿俱属阴邪，寒非温不散，湿非温不化；又痹邪阻结于脉络，非温则血无以行，络不能疏；脾肺肾虚，非温阳不足以温其下、暖其中而益于上。故温阳之法，即所以鼓荡邪气而去其标实，又所以补其阳气而治其本虚，一法之中，诸法兼备。临床常用制附子、麻黄、黄芪、桂枝、干姜等温阳益气，散寒通络。其中附子大辛大温，通行十二经，走而不守，补益心、脾、肾之阳，能治一切沉寒痼冷之疾。《医学衷中参西录》云："附子无姜不热，无麻黄不通。"故应用时常与干姜、麻黄相伍为用。麻黄质轻中空，走表达上，功擅开发腠理，达邪外出，据文献记载，麻黄能"破癥坚积聚""善达肌表，走经络""治身上毒风顽痹，肌肉不仁"，可见其有通达气血、消坚散积之功效。桂枝辛甘温煦，透达营卫，能散能行。韩老师常将附、麻、桂三药作为角药配合使用，治疗皮痹，合称"寒证三药"，又常伍以石斛、麦冬、熟地等养阴增液而不滋腻之品，以制其温燥之性，又有"阴中求阳，则阳得阴助而生化无穷"之意。

针对本病邪气闭阻、血瘀络阻之病机，在选用方药时，强调必须兼顾阳虚这一基本病机，最忌寒凉滋腻，以防损伤阳气、碍中恋邪。如活血通络一法，针对痹邪深入脉络，营血凝滞，络脉不通而设，治疗宜崇"辛以润之""温则消而去之"之旨，常选辛温而兼行气作用的活血化瘀药，如当归、红花、川芎之类。对于肌肤顽厚体质尚实者，则加三棱、莪术、姜黄、威灵仙等破血行气、化瘀通络之品。病久难愈者，常伍以蜈蚣、螃蟹等虫类药以提高活血通络之功，而对于丹参、鳖甲等，因药性寒凉则常常弃而不用。

外治方法常能使药物直达病所，以温阳活血、除痹通络为原则，如治疗硬皮病时常常使用软皮热敷散局部热敷，配合针刺、艾灸、走罐、闪罐、火龙灸、长蛇灸、涂擦药膏等外治法，内外结合，加强疗效。

运用以上治法时，还须嘱咐患者，注意保暖，忌食生冷食物，不接触寒凉物品，并且调畅情志，适当地进食温热性饮食、增加运动等，以促进阳气恢复，去除病邪。

二、清热解毒，祛风燥湿论（针对银屑病）

皮肤病归属于古之"疮疡科"范畴，"疮"则可作为皮肤病的总称，包括癣、疥等。《素问·至真要大论篇》有云："诸痛痒疮，皆属于心。"心者属火属热，韩世荣教授据此并结合临床所见，认为皮肤病常以热证居多。

皮肤热证多由外感六淫，失治误治，郁而化热，或微感邪气之后，伏藏肌腠脉络，郁而化热，遇因而激发，外越肌表等而引发，而其发病的根本原因往往在内因，如素体阳热偏盛，或嗜好辛热炙煿之品、五志过极、劳伤过度等，脏腑阴阳失和，内生痰浊湿热等邪，蕴久化热，外泛肌肤，而易与风热或湿热邪气同性相招，内外合邪而引发皮肤病变，即使感受风寒湿之邪，也常易从阳化热。

热邪往往与风、湿相合伤于肌肤，从而使病情变得更为复杂，尤其在银屑病等一些慢性皮肤病中往往更是如此。热性炎上，热邪偏胜者，皮损多表现为潮红肿肿、灼热疼痒等；风邪善行而数变，易化热化燥，风邪偏盛者，在皮损表现上常以皮疹自觉瘙痒剧烈，时发时止，此起彼消等为特征；湿性重着黏腻，易伤阳气，闭阻气机，常常使皮肤病缠绵难愈，反复发作。在起病之初，风与热合，两阳相煽，常致病势发展急剧，又由于湿裹风热，而使病情缠绵反复。医者宜根据所感气之轻重，兼而治之，给予清热祛风除湿之法治疗。若迁延时日或治疗失当，风湿热邪相互胶结，则难解难分，耗伤正气，进而深入脉络，留滞骨节，内犯脏腑，形成血热、血燥、血瘀、络闭等证，致病情变得更为复杂难愈，最终演成痼疾。

风湿热邪合而为患，宜清热解毒、祛风燥湿。韩世荣老师认为，银屑病之发病，多与感受风湿热邪紧密相关，在治疗时，常根据辨证，灵活地选用相应的方药。如对于风热偏盛者，每以祛风清热为主，佐以解毒之药，善用半枝莲方加味治疗；血热偏盛，风湿不著，没有瘙痒症状者，则以清热凉血为主，佐以解毒之药，方如凉血四物汤加味；湿浊偏盛者，则以除湿为主，佐以清热祛风，方如除湿胃苓汤加味；如病情积久，缠绵难愈，反复发作，形成斑块厚硬，而见血瘀络阻者，选用活血化瘀、活血通络、软坚散结法治疗，多用血府逐瘀汤加减等。

在应用上述治法时，必须根据皮肤病的病位和病性特点，斟酌运用。一般而言，邪在肌表，宜发而越之，透邪达表，始终留意给邪气以出路，方能轻而愈病。选用清热解毒药时，当以轻清宣散为主，所谓"治上焦如羽，非轻不举"，最忌过用苦寒直折之品，以致邪气凉遏冰伏，而闭门留寇，也不宜急于求功，大剂重投，以免药物过病所，直入中下，反伤脾碍胃，引邪入里。祛风药虽有利于发散腠理，达邪出表，大多辛温发散，易助长阳热，耗伤阴液，对于热盛津伤、营阴虚损者，切不可过用，以选择辛凉透表宣散药为主。脓疱型和关节型银屑病患者常常以湿邪为因，治疗时重在祛湿，湿邪得去则气机得展，风热势孤而易于宣散，因而祛湿法也是治疗脓疱型和关节型银屑病患者的重要治疗方法。治湿者，有芳香化湿、健脾除湿、苦寒燥湿和淡渗利湿等不同，常用方剂如萆薢渗湿汤、除湿胃苓汤、三仁汤等。根据不同情况选择相应的药物，或以荆、羌之类汗而散之，或藿、朴、陈之类芳香行气而化之，或连、柏苦寒以燥之，或茅、薏淡渗以利之，他如导滞、运脾、消食等以除湿的方法，临床可各随其便选用之。病邪深入，热伤营阴者，又须注意适当配伍养阴而不腻之品，以免留恋邪气；热瘀互结者，则又当注意伍入散血药物，使血脉通畅，气血得以布散，以利邪气外出达表，或丹参、红花活血以祛有形之瘀，或生地、玄参养血滋阴以润畅血脉等等。另外，邪气郁表，非辛温常不足以开发腠理，鼓舞正气，达邪处表，又须在治疗时根据辨证适当地应用辛温之剂，如麻黄、桂枝、荆芥等。可以看出，其治疗眼目全在一个"透"字，透之得当，则诸邪去而病自愈。

由于所感邪气与湿邪相合，去除不易，故韩世荣老师强调，在临床取效后务必巩固时日，以尽去其邪，防病情反复，叶天士所谓"炉烟虽熄，灰中有火"，亦即此意。这对于银屑病等慢性疑难皮肤病的临床治疗，都有很好的启发。

三、疏肝健脾，祛风止痒论（针对神经性皮炎）

肝主风、主藏血、主情志疏泄，有助后天脾胃运化气血，且肝喜条达，恶抑郁，故肝旺是瘙痒的主要病机，因此若长期情志波动、精神过度兴奋、忧郁、紧张、焦虑、恐怖或神经衰弱等，致肝郁气结，疏泄失职，木郁则土不达，火热灼伤气血而发于肌表起病。临床表现为皮疹色红，境界清楚，瘙痒明显，并伴有心烦易怒、失眠多梦、眩晕、口苦、咽干、便干、溲赤、心悸、女性月经失调、经前胸胁胀满、经期病情加重、经后减轻或症状消失、舌边尖红、苔薄黄、脉弦滑或弦数等。最常见的皮肤疾病如神经性皮炎。神经性皮炎，又称之为慢性单纯性苔藓，是一种常见的慢性皮肤神经功能障碍性皮肤病，以皮疹为苔藓样变及伴有剧烈瘙痒为特征。神经性皮炎类似于中医的"牛皮癣""摄领疮""钮扣风""顽癣"等。近年来本病发病有增多趋势，这与现代人们的工作压力大，生活节奏快，心情长期紧张、焦虑、抑郁有关。

情志不和易致肝气郁滞，郁久化热，热伏营血，生风化燥而致皮肤瘙痒；肝失疏泄，则脾胃升降失常，湿热由生，郁于肌肤则剧烈瘙痒。故临床每见患者伴有情绪急躁，心烦易怒，女子有月经不调、乳腺增生、黄褐斑等气滞血瘀，肝经郁热者，现代医学研究发现，丹栀逍遥散具有较好的抗抑郁作用。韩世荣临床常常选择丹栀逍遥散加味：牡丹皮、栀子、柴胡、当归、白术各10g，茯苓、白芍各15g，薄荷、甘草各6g，加羌活10g、白蒺藜30g。取名丹栀消风汤。

随证加减：瘙痒剧烈加荆芥、防风、乌梢蛇祛风止痒，活血通络；失眠多梦加合欢皮安神散结，以皮达皮，加酸枣仁安神助眠。每日1剂。这是韩世荣老师治疗神经性皮炎的固定方剂，临床屡试不爽。丹栀逍遥散以疏肝清郁热、养血健脾、理气化郁，加羌活祛风止痒，兼引经达表，白蒺藜疏肝止痒，以解除瘙痒症状，达到标本兼顾。神经性皮炎常发生在肝经所辖部位，以丹栀逍遥散疏泄肝火，健脾养血，加用羌活祛风胜湿，解表散寒，以宣发腠理，使邪去络通，肌肤得以荣养而痒止。《本草汇言》载："羌活功能条达肢体，通畅血脉，攻彻邪气，发散风寒风湿。"然羌活性味辛温，"体轻而不重，气清而不浊"，故善行身半以上而祛上部之风寒湿邪，白蒺藜为疏肝止痒要药，二药相伍，恰到好处。月经不调、经期乳房胀痛者加郁金、益母草行气活血调经，药证相合，故取桴鼓之效。

肝主疏泄，调达气血，情志抑郁，则肝失疏泄，气机阻滞，郁而化火，故见烦躁易怒，两胁不适；冲任隶属于肝，肝郁气滞，气血失和，则月经失调，乳房胀痛；疏泄失常，气血津液疏布障碍，皮肤失于濡润，则风湿诸邪易趁隙而犯，蕴阻肌肤，更进一步使营血失于荣养之能，故见皮肤干燥粗糙作痒。故本病治疗重在疏肝理气，长安医学皮肤病流派医家认为，临证若从疏泄肝火论治少效，则以心肝合治，常可收意外之效。

《内经》云："诸痛痒疮，皆属于心。"郁怒、思虑、悲哀、忧愁等七情所伤，以致气血失调。藏象学说认为，心藏神，为神之舍，主管机体的精神意识思维活动。情志波动失其常度，首先伤及心神，心神功能失调，进而出现精神、思维活动障碍，出现失眠、多梦、梦魇、神志不宁等症状。《灵枢·口问》曰："悲哀愁忧则心动，心动则五脏六腑皆摇。"心为君主之官，主神明，为一身之大主。心失所主，影响肝、脾功能。肝失疏泄、脾失健运则血液津液的施泄、输布不畅，产生血瘀、痰凝等病理产物，从而导致皮肤结节、丘疹、囊肿等的形成。脾胃为后天之本、气血生化之源，脾胃亏虚，则气血乏源无以养心，导致心血更亏，加重失眠、多梦等症。血虚生风化燥，导致皮肤瘙痒、干燥、脱屑，反复搔抓又会导致本病的加重或再次诱发本病，如不及时协调控制，难免形成恶性循环。故治疗应根据中医学"治病求本"的原则，在治疗本病的时候，应以"健脾养心、安神止痒"作为基本治法。故治疗以养血宁神为原则进行调理，共奏益气补血、健脾养心、安神止痒之效。常用归脾汤作为基础方：黄芪30g，党参15g，白术12g，当归10g，茯苓30g，远志10g，酸枣仁15g，乌梢蛇10g，僵蚕10g，栀子10g，生地20g，牡丹皮15g。随证加减，每日1剂，内服。

流派根据《内经》"心部于表"之说，认为心主血脉，运行气血精微，使之布散充养全身，肌肤毛发自得濡养，若心血充盛，则外不为风所扰，内不因虚生风。若心血有伤，心火偏旺，反应于肌肤腠理所流布的血络，而见血虚生风，热盛生风，甚至热壅成疮，故有"诸痛痒疮，皆属于心"之说。常见于年高体衰，肝肾阴亏，相火浮越，暗耗肌肤津液，燥盛生风，且肾水亏虚于下，不能上济于心，或肝血不足，肝火内盛，母病及子，或思虑过甚，耗损心阴者，均可使心火亢盛，瘙痒遂生。是故，心火内盛也是导致皮肤瘙痒不可忽视的因素。治心常加龙齿、珍珠母，二药皆入心、肝两经，潜降肝火，清心安神而止痒，与本病最合。女性常伴有经期瘙痒加剧、乳房结块胀痛者，原方加山慈菇、郁金。至于苦参一味，解毒燥湿、杀虫止痒效佳，但味苦难以下喉，小其量而用之。

神经性皮炎属于皮肤顽症，治疗用药中，流派代表性传承人韩世荣常在辨证选方的基础上随证加减，以提高临床疗效：瘙痒剧烈者加蝉蜕、荆芥、防风、乌梢蛇祛风止痒；皮损见于枕项背部者加葛根；在额头者加白芷；位于手部者，常加蜈蚣；双睑为著者，加菊花；下肢为主者，去羌活，加独活、川牛膝、木瓜；伴腹泻者，加党参、扁豆；若瘙痒剧烈，加珍珠母、龙齿；失眠或瘙痒夜甚者加合欢皮、酸枣仁或夜交藤之类。韩世荣根据本病的常见证型，以丹栀逍遥散为基础，加羌活、白蒺藜、合欢皮、乌梢蛇等，研制成中成药蒺藜丸，临床使用数十年效果显著，对于症状较轻，又不便服用中药的患者，选择蒺藜丸内服即可，服用方便，疗效亦佳。

局部治疗多选择丹皮酚软膏、布特软膏、名丹肤王软膏等非激素制剂涂擦，以达标本兼治。本病多与不良精神情绪、工作压力较大及熬夜等因素密切相关，故在治疗中，韩老师常详询患者，以期待帮助患者找出致病根源，并积极帮助其消除病因，利于疾病恢复，甚至"勿药而愈"。有针对性地适当忌口也是必要的，少食海鲜、辛辣刺激品，避免饮酒，喝浓茶、咖啡等，以免诱发或加重病情。

四、调理肝脾，活血祛斑论（针对黄褐斑）

肝脾两脏在生理上联系紧密，在病理上又互相影响。肝主疏泄，脾主运化，肝体阴，脾为气血生化之源，其能散精滋养肝体，肝体充养，则肝气条达，疏泄有度。在气血的运行气机方面，肝主升发，脾升清而降浊，二者共同参与了人体一身之气的运行和输布；血液运行方面，脾生血及统血，肝藏血，调节血量，脾气健，生血有源，则肝血足，肝脉冲和畅达，肝气涵养有权，气血才能运行通畅有序；水液代谢方面，脾主运化水液，为水液上腾下达的枢纽，使"水精四布，五经并行"，肝气条达，既可疏脾帮助其运化水湿，又可疏利三焦，通调水道。《素问·宝命全形论篇》指出："土得木而达。"在生理状态下，肝木的疏泄是脾土功能正常发挥的前提。在病理状态下，若肝疏泄功能异常，肝木旺盛，则克脾土，导致木乘土。正如《血证论·脏腑病机论》所说："木之性主于疏泄，食气入胃，全赖肝木之气以疏泄之，而水谷乃化；设肝之清阳不升，则不能疏泄水谷，渗泄中满之证，在所不免。"

《金匮要略·脏腑经络先后病脉证第一》曰："见肝之病，知肝传脾，当先实脾。"肝木易传于脾土，其肝病虚实的不同，可分为肝盛乘脾和肝虚传脾两种。由于肝火、肝郁、肝阳等实证，为肝盛乘脾，抑或肝气虚、肝血虚、肝阴虚等虚证，使肝虚而传脾。导致肝疏泄失常，一方面气滞生瘀，瘀阻肌肤而成局部色素沉着、肌肤甲错、肥厚、结节、瘢痕；另一方面横逆犯脾，脾失健运，水谷精微消化吸收受限，水湿津液壅滞于表，或气血生化乏源，难以荣养肌肤，可见皮损干燥、肥厚粗糙，或毛发枯槁、脱发、色素沉着等。常见于黧黑斑、蛇串疮、粉刺、白驳风、油风等疾病。

治疗上常肝脾同调，治肝时兼调理脾胃之气，理脾健脾时常兼疏肝，实现肝调达、脾健运。调理肝脾是一个基本治疗准则，因肝脾二脏在病理上各有虚实之分，肝实多见于肝经气血郁滞，肝郁气滞，化火上逆，肝胆湿热，肝阳亢盛、邪风内动，寒凝肝脉等；肝虚证，有肝阴虚内热、肝血虚、血虚内寒等不同；脾实多见湿热蕴脾、寒湿困脾等，脾虚证常见脾气虚、脾阳虚等。临床上肝脾两脏的病证还常相兼同时出现，故临证要根据不同的病症，采用不同治法，或泻肝补脾，或泻肝顾脾，或补肝益脾等。临床常用"治肝实脾""疏肝健脾""培土制木""治肝安胃"等治法，创制了小柴胡汤、四逆散、当归芍药散、逍遥散、痛泻要方、完带汤等名方。

《素问·调经论篇》曰："人之所有者，血与气耳"，"五脏之道，皆出于经隧，以行血气，血气不和，百病乃变化而生。"肝气郁结，气滞可致血瘀；肝肾阴虚，血热滞结成瘀；脾虚气弱，血失推动也可致瘀。以黄褐斑为例，首先，情志不遂，肝失条达，气机不畅，血行瘀滞，或肝郁化火，灼伤阴血，血行不畅，以致颜面肌肤失养而发为色斑。其次，久病伤肾，或房劳过度，或年迈肾亏，以致精血渐损，不能上承，面部失于滋养也可发为本病；若肾水不足，虚火无制，上炎头面，暗耗精血，则可致皮肤色枯不泽，火燥结而成黑斑；或肾阳不足，命门火衰，鼓动精血周流上承无力，精血不能荣养面颊，血滞成瘀而面生黑斑，外显肾脏本色。再则，由于忧思过度、饮食不节、劳累过度，渐伤脾气；或脾胃素弱，运化失常，脾失健运，气血化源不足，不能上荣于颜面；或因过食生冷，致脾阳虚衰，阴寒内盛，水湿不得运化，停留中焦，聚为痰饮，浸渍脏腑，循经壅遏头面气血；或脾虚失运，气机不畅，水湿不化，留滞中焦，久而化热，湿热内生，熏蒸于面部等均可发为本病。疏肝解郁、健脾益肾、活血化瘀是治疗黄褐斑的基本原则。

韩世荣根据鳖黑斑及面部色素沉着类疾病好发于女性的特点，归纳总结患者的发病原因、临床表现、常见的证型，创制有效方药，以逍遥散为基础，加活血祛斑药，研制成祛斑玉容丸，使用数十年来效果不错，深受患者青睐。

本药是针对肝郁气滞脾虚型而创立，但是鳖黑斑类皮肤病的病因复杂，症状多变，非一药一方能顾全，从全国学术会议交流的不同医家体会，及名老中医宝贵经验和临床观察所知，鳖黑斑还有几种证型：斑的颜色偏黑褐，伴有腰膝酸软、耳鸣眼花、发稀花白等症状者，当按肝肾不足、肾虚水泛治疗，选择六味地黄丸加味；若见斑的颜色偏黄，伴有食少便溏、泛困无力、舌淡脉细等症者，当按脾虚本色外露治疗，选择归脾汤加减；若见斑的颜色黑暗，病程久长，治疗效果不佳，伴有舌紫暗、瘀斑瘀点、脉沉细涩者，当按久病入络，瘀而成斑治疗，方选血府逐瘀汤加减治疗。常配合局部治疗，如面针、面部刮痧、祛斑面膜等。

在根据证型选择方药的同时应注意以下几点。

（1）选择花类药如玫瑰花、凌霄花、红花、菊花、月季花之类，花是植物之精华，质轻上达，色鲜悦颜，以色治色，还有活血化瘀祛斑功效。

（2）选择祛斑专药，如玉竹、六月雪等。玉竹甘，微寒，归肺、胃经，养阴润燥，生津止渴，《本草纲目》谓其为祛斑润色悦颜之专药，临床用后常收事半功倍之效。韩老师经验认为，六月雪是治疗鳖黑斑的专药，各种证型中是必用之药。

（3）久病多痰，鳖黑斑属于慢病、顽症，长年累月不愈。根据牵正散治疗面瘫组方机理，白附子专化头面之痰，故为治疗各种证型鳖黑斑的必用之药，其性温热，要小其量而用之。伴有乳腺增生者加郁金、山慈菇、瓜蒌之类。

（4）久病多瘀，鳖黑斑病史较长，常有瘀血阻滞血络的现象，各种证型中活血化瘀药必不可少，如桃仁、红花之类，以活血通络，瘀去斑退，祛斑悦颜。

（5）鳖黑斑好发于女性，女士们性格喜怒无常，多愁善感，情绪容易激动，好生嫉妒，易患肝气郁结，胸胁胀满，经前症状加重等。各种证型中适当加入香附、枳壳之类，月经不调者加益母草、月季花之类。

五、补肾疏肝，活血消癜论（针对白癜风）

《景岳全书》道："故凡为七窍之灵，为四肢之用，为筋骨之和柔，为肌肉之丰盛……润颜色，充营卫……凡形质所在，无非血之用也。"肾为先天之根本，肾主生精、藏精，是人体生命活动的原动力。血液虽靠脾胃来化生，但必须依靠肾中精气为动力，肾中精气在化生血液方面起着重要作用。肾虚则气血化生、运行无力，久则瘀滞，导致皮肤失养而致白斑。治疗应以补益肝肾为主，佐以活血化瘀消斑为治。

肝主藏血，肾主藏精；肝主疏泄，肾主封藏；肾为癸水，肝为乙木，肝肾两脏乙癸同源，藏泄互用。肾精亏虚，水不涵木，疏泄失常，内风妄动，上扰头面而致额部颜色骤变。肾在色为黑，肾精亏虚则原有色素脱失故现白斑，肾愈虚，色愈减，白斑愈大，故治疗重在滋补肝肾以滋水涵木，以六味地黄汤为基础方。在白斑发展期配以祛风为主，静止期配以补肾活血为主。中成药选择本院皮肤科自制的白癜康Ⅲ号，每日3次，每次6g，小儿减量。

肾在色为黑，其华在发，白癜风这种疾病表皮黑素细胞受到影响，毛囊黑素细胞也可以受到影响，往往出现皮肤变白，然后出现毛发部分或者全部变白。白癜风的复色一般是毛囊复色或/和边缘复色，如果毛发变白，则毛囊中黑素细胞受损，就失去了毛囊复色的机会，但是一个白斑中往往并不是所有的毛发颜色都变白，如果部分毛发颜色正常，正常的毛发还可以出现毛囊复色的机会，所以根据毛发变白的数量可以考虑是否继续采取药物治疗。对于个别毛发变白的白斑，可以采取药物及光疗的办法治疗，即使部分毛发变白，但只要颜色正常的毛发相互之间距离不是很远，则可以通过药物治疗恢复。

白癜风的发病原因目前不是很清楚，但精神因素在中青年白癜风患者发病中占比较大，因此对于中青年白癜风患者，首先应该考虑到肝气郁结，追问相关病史，给予疏肝解郁及必要的心理疏导。Wood灯在白癜风的诊断中有非常重要的作用，不仅可以帮助诊断，判断疗效，而且可以早期发现肉眼所不能观察到的白斑，对白癜风治疗同样具有非常重要的指导作用。

百病皆生于郁，白癜风更不例外。郁可致怒，怒则伤肝，肝气郁结，疏泄失常，忧思伤脾，则脾失健运，气缓不行，肝郁脾虚均可导致气机失调，影响人体气血正常运行，致使机体气血不和，血不荣肤，皮肤失却正常色泽。治疗应以疏肝健脾解郁、祛风消斑为主，方选丹栀逍遥散加减。中成药选择本院皮肤科自制的白癜康Ⅱ号，每日3次，每次6g，小儿减量。

对于颜面指端型白癜风的治疗，面部白斑一般恢复较快，指（趾）远端关节处白斑用药或者光疗治疗恢复很慢，分析原因可能与指、趾远端关节处没有毛发，不可能出现毛囊复色，手足部皮肤较厚，光疗光线穿透性差，以及外用药物吸收差相关。如果甲缘处有色素岛出现，说明甲母处黑素细胞功能正常，因此在治疗过程中，黑素细胞可以从甲缘侧向白斑内蔓延，使白斑逐渐复色，从指头近端复色可能性较差，因此治疗时，如果甲缘处没有色岛痕迹，最好采取其他治疗方法，因为药物及光疗效果不甚明显。

四肢指（趾）关节均为人体末端，血供不足，血运欠畅，因此治疗时宜以活血化瘀、温阳通脉为主，脉络畅通，阳气得补，局部皮肤才能得到滋养，缓慢恢复正常肤色。如患者平素就有阳气不足症状，如手足冰冷存在，加之外伤致瘀，血运更差，故治疗应紧紧抓住形寒肢冷这一主症，温其阳，化其瘀，适当选用引经药以达四末。温阳主要是指温肾阳，肾为先天之本，主一身之阳，阳气充足则血脉得养，精微物质得以布达全身包括四肢末梢，促使白斑恢复正常。常用方为当归四逆汤与桃红四物汤加减。中成药选择本院皮肤科自制的白癜康Ⅱ号，每日 3 次，每次 6g，小儿减量。

久病多瘀，白癜风患者病程长，无自觉症状，不影响工作与生活，重视不够，成慢性发展，逐渐形成瘀血阻滞络脉，在治疗上活血化瘀消斑显得更加重要，选择血府逐瘀汤加减治疗，中成药选择本院皮肤科自制的萍香丸，每日 3 次，每次 6g，小儿减量。

以上三型均可配合皮肤病院自配的白斑一檫净外擦，每日 1~2 次，如果擦后出现泛红斑、水疱，应立即停用，对症治疗。

在辨证分型选方用药的同时，根据韩老师常用方法，以及以色治色的用药经验，黑色入肾，用黑治白，适当选择制何首乌、黑桑椹、制黄精、黑芝麻、墨旱莲、女贞子等黑颜色的中药。

适当选择一些治斑专药，如补骨脂、八月扎、骨碎补等。

在配制外用制剂时除了补骨脂外，适当加入青龙衣、附子、干姜、肉桂。补骨脂和青龙衣为治疗白斑专用药，附子、干姜、肉桂大辛大热，可以激发色素细胞，使其功能尽快恢复正常。

白癜风在早期具有明显的同型反应现象，经常在摩擦、外伤处出现白斑，如本患者的腰周，考虑为衣服摩擦所致，因此在白癜风早期（发展期）尽量避免同型反应的发生，衣带着装均要轻松无刺激，选料以棉布为佳，尽量不用化纤塑料或金属制品。

在治疗白癜风患者时，心理疏导非常重要，虽然没有肉体上的痛苦，但是白斑往往发生在暴露部位，影响容貌，给社交带来不便，使患者产生一定的精神压力，对于治疗效果极为不利。因此多与患者交流，积极进行心理疏导，减少情绪因素及精神刺激，对于治疗效果有很大帮助。

在饮食方面，多食含有黑色素的食物，黑色入肾，用黑治白，如黑木耳、黑米、黑豆、黑芝麻之类，这也是韩老师常用的以色治色的用药经验。铜离子的缺乏与本病有一定关系，多食含铜离子比较高的食品，如猪肝、芹菜、土豆之类。

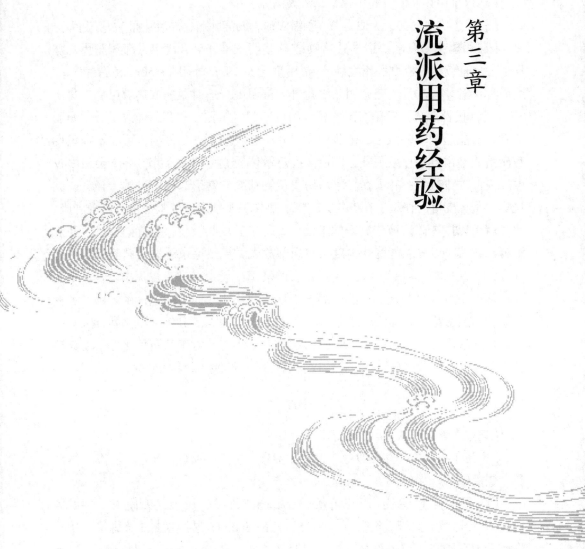

第三章

流派用药经验

第一节 单味药

芒硝

【功效】泻热通便，润燥软坚，清火消肿。

【主治】实热便秘，大便燥结，积滞腹痛，肠痈肿痛；外治乳痈，痔疮肿痛。

【应用体会】有歌诀道尽其功效："软坚药王推芒硝，泻热导滞润肠燥，瘰疬喉烂口疮绞，湿疹肛肿用之妙。"常用量为6~18g；外用30~50g。鱼鳞病：疗效尚称满意。方法是将芒硝用热水化开，待温度合适时温洗或热敷患部，每次20分钟。慢性湿疹：芒硝对湿疹所致的皮肤肥厚粗糙，有苔藓样改变、干燥脱屑者，常能起到软坚散结、生肌润皮之效。患者家里有条件的，可在木桶里用芒硝溶液泡浴，则疗效更佳，即使高度过敏体质亦可如法治疗，并不会引发过敏反应。油漆过敏：有人在自家新房里接触油漆常常引起皮肤过敏，轻者皮肤瘙痒，重者皮疹、红斑、丘疹并见，痒痛兼作，个别患者的眼部也会出现肿胀。此时就可以用芒硝溶液待凉冷敷患处。骨科术后皮肤板硬：取芒硝适量，开水溶解，趁热（以皮肤能耐受为度）将患部放入或用热毛巾蘸取芒硝溶液热敷患处。1日1~2次，每次半小时。粉刺、面部红斑、激素依赖性皮炎类：将芒硝用开水化成10%的浓度待冷湿敷，每日2次，每次半小时。冻疮：用芒硝、黄柏各等份，煎水趁热熏洗或浸泡患部，每日1次，每次15分钟左右。韩世荣治疗银屑病的泡浴方中都有芒硝30g（化入），效果很好。对于掌跖角化症、毛囊角化病、垢着病、肉化石病、角化性皮肤病常用芒硝治疗，多能取效。

密陀僧

【功效】燥湿，杀虫，解毒，收敛，防腐。

【主治】疮疡溃烂久不收敛，口疮，湿疹，疥癣，狐臭，汗斑，䵟黯，酒皶鼻，烧烫伤。

【应用体会】痤疮：用密陀僧、赤石脂、雄黄、樟脑、天仙子、白果各10g，冰片适量，共研极细末，加入75%乙醇300ml，装瓶密封3天即可。用时将药液充分摇匀，棉签蘸药涂擦，早晚各1次。汗斑、雀斑：密陀僧60g，玄参、硫黄各30g，轻粉、白蜜适量，调成糊状，早晚各搽1次，每次在患部搓擦5分钟。黄褐斑：密陀僧3g，白及6g，白芷6g，白蔹4.5g，白附子6g，白丁香（雀粪）4.5g，上药共研细末，每次用少许药末放入鸡子清或白蜜内调成稀糊，晚睡前先用温水浴面，后将此药涂于斑上，一般一年内可消退。狐臭：密陀僧、无名异（枯矾更好）等量，研细末，洗净腋窝，药末涂搽，早晚各 1 次。用药 5 天后，再取密陀僧 1 份，大蒜头 3 份，共捣如泥，平摊纱布上，敷于腋下，固定，日换 1 次，5 天 1 个疗程。白癜风：密陀僧、硫黄、枯矾、雄黄、蛇床子各 6g，冰片 3g，研细末，凡士林调涂患处，日 1 次。湿疹：密陀僧 10g，黄柏 5g，冰片 2.5g，为细末，香油调涂，每日 1 次。皮肤瘙痒：密陀僧火中烧红，投入醋中，反复六七次，研细末，茶油调涂患处。阴囊皮炎、湿疹：密陀僧、青黛、硫黄、滑石各等份，为细末，香油调涂；密陀僧、赤石脂各 120g，研细末，生桐油 150ml，调匀备用。每日擦 3 次，或晚上敷药于患处。

徐长卿

【功效】祛风化湿，止痛止痒。

【主治】风湿痹痛，胃痛胀满，牙痛，腰痛，跌仆损伤，荨麻疹，湿疹。

【应用体会】以徐长卿为主药配伍白茅根治疗血热发斑，配伍忍冬藤治疗丹毒，其疗效确切。在知柏地黄丸基础上加入徐长卿 30g 治疗肾阴不足、虚阳上扰型口腔溃疡，或以徐长卿配枯矾（2∶1）施于患处皆可促进溃疡愈合。顽固性荨麻疹为气血已虚而邪气未去，故以四物汤补血，加徐长卿内服、外洗祛邪，每获效。以徐长卿煎水外搽、湿敷，并在辨证方药中加以徐长卿治疗婴幼儿湿疹、接触性皮炎、湿疹和荨麻疹，可取得较好疗效。

老龙皮

【功效】健脾利水，祛风止痒。

【主治】小便不利，水肿癃闭，腹胀泄泻，痔疮，皮肤瘙痒，荨麻疹，漆疮，烫火伤。

【应用体会】老龙皮为牛皮叶科肺衣属植物光肺衣的地衣体，为太白本草中"八柱"利药中利水消肿药之首。其淡微苦，性质平和，健脾利水、祛风止痒以及消炎都是它的主要功效，皮肤科多用于治疗脾虚湿盛而致的各种皮肤瘙痒，如湿疹、药疹、荨麻疹、肾病并发皮肤瘙痒等。

老龙皮能清热解毒，也能止痛，对烫伤有很出色的治疗作用，平时治疗时可以把老龙皮适量研成粉末，再加入香油调匀，然后直接外敷在受伤的部位上，每天换药一次，几天以后伤情就能明显好转。老龙皮能治无名肿毒，治疗时需要准备老龙皮、雄黄、明矾各 3g，冰片 15g，把它们研末，加菜油调成膏状，直接外敷就可以。

雄黄七

【功效】清热解毒，活血止痛。

【主治】脘腹疼痛，泻痢，咳嗽气喘，跌打损伤，月经不调，疮疖痈肿，毒蛇咬伤，顽癣。

【应用体会】临床上方剂中可加雄黄七12g内服以治疗热瘀互结型皮肤病，如皮炎、湿疹、毛囊炎、痤疮等。本品为罂粟科植物，止痛有似吗啡的作用，《太白草药歌诀》记载："雄黄七坠胎化瘀结。"因此雄黄七可活血止痛化瘀，临床除用于脘腹疼痛外，还可用于带状疱疹及其后遗神经痛，内服、外用均可。治疗顽癣常将单味雄黄七酒精浸泡，涂擦患处。

紫草

【功效】凉血，活血，解毒透疹。

【主治】血热毒盛，斑疹紫黑，麻疹不透，疮疡，湿疹，水火烫伤。

【应用体会】本品性寒，有清热凉血、解毒、透疹之功，故对血热毒盛，麻疹、斑疹透发不畅等症，可与蝉蜕、牛蒡子、连翘、荆芥等配伍应用；如疹出而色甚深，呈紫暗色而不红活者，这也是血热毒盛的证候，须与凉血解毒药如牡丹皮、赤芍、金银花、连翘等同用。此外，本品预防麻疹，可减轻麻疹症状或减少麻疹发病率。配大青叶、板蓝根可治扁平疣；配金银花、连翘、蒲公英可凉血解毒，用于疮痈疖肿等皮肤感染性疾患及丹毒；配山豆根、牛蒡子可治疗咽喉肿痛。

威灵仙

【功效】祛风除湿，通络止痛。

【主治】风湿痹痛，肢体麻木，筋脉拘挛，屈伸不利，骨鲠咽喉。

【应用体会】本品始载于《开宝本草》："威灵仙，味苦，温，无毒。"2010版《中华人民共和国药典》记载其功能主治："祛风湿，通经络。用于风湿痹痛，肢体麻木，筋脉拘挛，屈伸不利。"威灵仙是临床常用药物，可单用，可入方，可内服，可外用，因其祛风除湿之功，可用于风湿之湿疹、疥疮、顽癣等皮肤病。正如《药性赋》记载："威灵仙宣风通气……散疴痒皮肤之风。"治疗慢性湿疹、神经性皮炎、结节性痒疹可使用威灵仙加全蝎、白鲜皮、苦参。也可威灵仙70g加苦参120g、蛇床子60g、百部120g等，煎汤外洗，治疗湿疹、荨麻疹等。

茜草

【功效】凉血止血，活血祛瘀，通经活络。

【主治】吐血，衄血，崩漏，外伤出血，经闭瘀阻，关节痹痛，跌仆肿痛。

【应用体会】皮肤科临床配紫草、白茅根治疗血热引起的皮肤病；配大蓟、小蓟、牡丹皮重在凉血止血，可治疗出血性疾患、紫癜、血管炎等；配桃仁、红花、赤芍可活血通络，治疗跌打损伤、关节疼痛、瘀滞、皮肤肿痛及结节性红斑、风湿性红斑等。现代药理学研究显示本品含紫茜素，动物实验显示可缩短出血凝血时间，有止血作用，对金黄色葡萄球菌、白色葡萄球菌均有一定抑制作用，并有止咳祛痰作用。

牡丹皮

【功效】清热凉血，活血化瘀。

【主治】温毒发斑，吐血衄血，夜热早凉，无汗骨蒸，经闭痛经，痈肿疮毒，跌仆伤痛。

【应用体会】皮肤科临床配犀角、赤芍、生地治疗血热炽盛之皮肤发斑疾病如红皮病、药疹、系统性红斑狼疮急性发作、皮肌炎急性发作等；配青蒿、地骨皮可治热伏血分、夜热早凉或低热缠绵的皮肤病如白塞综合征、系统性红斑狼疮的后期等；配桂枝、桃仁、茯苓可活血行瘀，用于血管炎、结节性红斑、硬红斑等；配乳香、没药、赤芍可治跌打损伤疼痛。

地骨皮

【功效】清热凉血。

【主治】虚劳，潮热盗汗，肺热咳喘，吐血，衄血，血淋，消渴，高血压，痈肿，恶疮。

【应用体会】皮肤科临床配白茅根、牡丹皮可凉血止血，用于出血性皮肤病；配鸡冠花、凌霄花用于面部红斑；配青蒿、知母可清虚热，退低热；配桑白皮可清肺经热，治疗皮肤发疹；配防风、甘草可治骨蒸肌热，解一切烦躁；地骨皮煎水外洗可治阴痒。现代药理学研究显示本品含桂皮酸及多量酚类物质，有解热、扩张血管作用。

生地

【功效】清热凉血，养阴，生津。

【主治】热病舌绛烦渴，阴虚内热，骨蒸劳热，内热消渴，吐血，衄血，发斑发疹。

【应用体会】鲜生地清热凉血作用大，干生地滋阴凉血作用大，生地黄炭可凉血止血并清血分毒热，一般用量为15~30g。皮肤科临床取鲜生地配金银花、连翘等可清热解毒凉血，治疗痈疖丹毒等感染性皮肤病；取干生地配青蒿、地骨皮等可滋阴凉血，清血分毒热，用于严重皮肤病后低热不退；配侧柏叶、生荷叶可凉血止血，用于血热毒盛、皮肤发斑；配黄芩、牡丹皮用于急性湿疹、急性皮炎等红斑类皮肤病；配玄参、麦冬可用于热盛伤阴引起的肠燥便秘。现代药理学研究显示本品含甘露醇、葡萄糖、地黄素、生物碱等物质，在试管内对一些浅部真菌有一定抑制作用。

槐花

【功效】凉血止血，清肝泻火。

【主治】便血，痔血，血痢，崩漏，吐血，衄血，肝热目赤，头痛眩晕。

【应用体会】长于清大肠热，一般用量为15~30g。皮肤科临床配生地、紫草可加强清热凉血作用，多用于血热性皮肤病如急性银屑病、过敏性紫癜、多形红斑、玫瑰糠疹等；配黄芩可清肺经之热，治疗急性皮炎、急性湿疹等；配荆芥穗可治大肠下血。现代药理学研究显示本品含芸香苷、槐花二醇、葡萄糖和葡萄糖醛酸及鞣质，可减少毛细血管通透性；有抗炎作用，可使毛细血管致密，抑制渗出。本品在试管内对病毒及浅部真菌有抑制作用。韩世荣常使用槐花治疗血热导致的银屑病、紫癜等。

凌霄花

【功效】凉血祛瘀。

【主治】血滞经闭，癥瘕，血热风痒，酒渣鼻。

【应用体会】凌霄花能祛血中之伏火，可治血热生风之瘙痒，一般用量为5~10g。皮肤科临床配鸡冠花、玫瑰花可凉血活血，泻血热，治疗酒渣鼻、玫瑰痤疮及颜面红斑类皮肤病；配白茅根、紫草可加强凉血之效，治疗玫瑰糠疹、日光性皮炎等；配羊蹄跟等量，酌加白矾，研末外擦患处，可治皮肤湿癣。凌霄花、栀子各等量研细末，每服6g，食后茶水送下，每日2次，可治疗酒渣鼻及皮肤瘙痒；凌霄花研细末配密陀僧面等份外涂亦可治酒渣鼻。

丹参

【功效】活血祛瘀，安神宁心，排脓止痛，

【主治】月经不调，经闭，痛经，癥瘕积聚，胸腹刺痛，热痹疼痛，疮疡肿痛，心烦不眠，肝脾肿大，心绞痛。

【应用体会】丹参，亦名赤参、紫丹参，性味苦，微寒，入心、肝经，功能亦有认为可破宿血、补新血，一般用10~20g。皮肤科临床配当归、泽兰、益母草可治气血凝滞所致的皮肤病，兼见闭经、关节疼痛，如系统性红斑狼疮、皮肌炎等；配乳香、没药、当归可治疗血栓闭塞性脉管炎；配桃仁、红花、黄芪可治硬皮病；配金银花、连翘、乳香、穿山甲可清热解毒，活血消肿，治疗痈疖等感染性皮肤病；配玄参、生地、黄连可养阴清血分之热，治疗急性发热性皮肤病，如疱疹样脓疱病、系统性红斑狼疮、剥脱性皮炎等引起的心烦不眠；配首乌藤、柏子仁、酸枣仁可养血宁心，治疗神经性皮炎、皮肤瘙痒症；丹参一味做成注射剂静脉滴注或肌内注射，可治疗湿疹、硬皮病、静脉炎等。韩世荣常用丹参15g、五味子30g，水煎服，治神经衰弱，皮肤科亦可治疗神经性皮炎及瘙痒性皮肤病。

姜黄

【功效】行气破血，通经止痛。

【主治】胸胁刺痛，闭经，癥瘕，风湿肩臂疼痛，跌仆肿痛。

【应用体会】姜黄亦名黄姜、片姜黄，性味辛、苦，温，入脾、肝经，其苦能泄热，辛能散结，可破血除风热，消痈肿。古人用姜黄治风寒湿气手臂痛，可兼理血中之气，一般用量10g。皮肤病临床常作为治疗上肢皮肤病的引经药。配桃仁、红花、当归、川芎可治疗带状疱疹引起的胸胁疼痛或后遗神经痛（腰部或上肢）；配大黄、桃仁、乳香、没药等可治疗跌打损伤疼痛；配白术、苍术、茯苓皮、黄柏等可治疗手部湿疹及慢性皮炎；配当归、羌活、白术、秦艽可舒筋活血止痛，治疗皮肤病合并关节痛，特别是肩臂疼痛。闫小宁教授常在方剂中加姜黄10g治疗白癜风、带状疱疹引起的神经痛。

乳香

【功效】活血调气止痛，消肿散结生肌。

【主治】心腹诸痛，筋脉拘挛，跌打损伤，疮痈肿痛；外用消肿生肌。

【应用体会】乳香，亦名马尾香、乳头香、浴香等。性味辛、苦，温，入心、肝、脾经，为治疗痈疽疮疡、心绞痛之要药，一般用量为3~10g。皮肤科临床配没药可增强活血止痛之力，治疗痈疽疮疡，能消肿止痛；配赤芍、丹参、红花、延胡索等药可治疗皮肤病引起的神经疼痛及跌打损伤引起的瘀血疼痛；配解毒药金银花、连翘、当归可治疗急性皮肤感染，如痈、疖、丹毒等；配秦艽、鸡血藤能增强活血止痛之效，用于皮肤病合并关节疼痛者；乳香研细末外用，常治疗疮疡破溃后久不收口，可化腐生肌。

没药

【功效】散瘀止痛；外用消肿生肌。

【主治】跌打瘀血肿痛，痈疽肿痛，胸腹诸痛；外用治疮口久不收敛。

【应用体会】没药，亦名末药，性味苦平，入心、肝、脾经，功能散血祛瘀，散结消肿，止痛，善破宿血、推陈出新、生肌长肉，为皮肤病治疮疡之要药，一般用量为3~10g。皮肤科临床常与乳香并用治疗皮肤疮疡、无名肿毒、跌打损伤的瘀血疼痛，配伍主治大致与乳香相同。研末外用可提毒化腐生肌。没药、乳香各等份去油，撒疮口上外用，对于皮肤疮疡之毒未尽者可提脓外出，毒已尽者则有生肌收口之效。

玫瑰花

【功效】理气解郁，和血散瘀。

【主治】肝胃气痛，新久风痹，吐血咯血，月经不调，赤白带下，痢疾，乳痈，肿毒。

【应用体会】玫瑰花，亦名刺玫花，性味甘、微苦，温，入肝、脾经，一般用量为5~10g。皮肤科临床配凌霄花、鸡冠花、野菊花可治肝郁不疏、胃火炽盛、经脉阻滞所引起的头面部红斑类皮肤病，如玫瑰痤疮、酒渣鼻、环状红斑等；配夏枯草、牡蛎、连翘可治淋巴结结核肿痛未溃（瘰疬）；配当归、香附、丹参、柴胡可治肝郁气滞、经血不调所致之颜面黄褐斑。

头发七

【功效】滋阴补肾，利水消肿，收敛止汗，止咳化痰。

【主治】肾阴不足，肺气虚弱及水湿诸证。

【应用体会】头发七为松萝科树发属植物亚洲树发的丝状体。性味淡、微苦、微甘，归心、肺、肾经。头发七即树发，恰似人发，治头发病虚实证均可，虚取滋补肾阴，实取化湿利水。本品质轻，无须多用，内服一般6g，重剂10g。

多用有趋下之嫌，如白茅根一味，少用上扬治血热，多用下行利水湿。根据临床观察，头发七治各类头发病，近期效果一般，远期效果显著，尤宜脱发。本品与菟丝子、浮萍在中医角度均应视为"无根"植物，以"无根"而能治"有根"而凋之脱发，是为优势互补。是一味值得推广的头发病良药。菟丝子、浮萍、头发七也可作为脱发三联，用于各型脱发病。

马钱子

【功效】通络止痛，解毒散结。

【主治】风湿痹痛，肌肤麻木，肢体瘫痪，跌打损伤，骨折肿痛，痈疽疮毒，喉痹，牙痛，疠风，顽癣，恶性肿瘤。

【应用体会】治疗带状疱疹后遗神经痛、癫痫病、关节型银屑病、风湿性关节炎等，缓解疼痛有奇效；治疗硬皮病、皮肤瘙痒、面神经麻痹、血管炎类疾病都不可缺少。汤剂每日用量为 1g，散剂每日 0.3~0.6g，分两次冲服。马钱子治疗量与中毒量比较接近，用量稍有不慎，则易引起毒性反应。

（1）带状疱疹后遗神经痛：带状疱疹（后遗）神经痛为毒邪搏结络脉，不通则痛，用马钱子通络止痛，力猛效捷，最为合拍，有利于迅速缓解患者症状，稳定患者焦虑情绪。而根据临床经验，运用马钱子治疗带状疱疹所致的神经疼痛最具奇效。对该病证属邪毒瘀络者，常以本品合桃红四物汤化裁治疗；证属肝胆湿热者，治以本品合龙胆泻肝汤加减；证属气血虚弱者，则以本品加入六君子汤中化裁治疗。

（2）关节型银屑病：前贤所谓："气虚之处，便是邪留之所。"关节型银屑病常由寻常型银屑病发展而成，常因风湿热邪蕴结肌肤脉络，变生痰瘀，胶结不去，加之患者素禀肝肾不足，或久病及肾，真元暗耗，筋骨不荣，以致邪气深入，瘀结筋脉骨节之间，故见筋骨关节肿痛、屈伸不利等。对于病情较久，关节疼痛或畸形，常药乏效者，必得马钱子通关行瘀，使邪出有路，并止痹痛。临床应用时，常以本品合威灵仙、秦艽、青风藤、鸡血藤、半枝莲、忍冬藤，甚或乌梢蛇、蜈蚣、全蝎等，伍入辨证方中治疗。

马钱子具有很强的通经络、止疼痛、散结聚、消肿毒之功，是治疗风湿性、类风湿关节炎的良药，然而向来医家多畏其剧毒，善用者罕有。故对其进行正确的炮制则显得尤其重要。正如张锡纯所言："治之有法，则有毒者，可至无毒。"用时必须炮制到位。常用的炮制方法有甘草制、油炸、醋泡、砂炒等。韩老师喜用香油煎炸法。在炮制马钱子时，应油炸或在砂子中翻炒，至皮内紫红色为度，方可入药。

马钱子中毒症状，最初表现为头痛、头晕、烦躁、呼吸增强、肌肉抽搐感、咽下困难、瞳孔缩小、胸部胀闷、呼吸不畅、全身肌肉紧张，过量中毒可引起肢体颤动、惊厥、呼吸困难，甚至昏迷，然后伸肌与屈肌同时作极度收缩，对听、视、味、感觉等过度敏感，继而发生典型的士的宁惊厥症状，严重者因呼吸肌强直窒息而死。

解救之法：轻度中毒者，可用绿豆100g、生甘草100g，煎水频服。或蜂蜜60g、绿豆120g、甘草30g，水煎频服。如果出现中度中毒，有明显抽搐症状的可用防风6g、甘草10g、钩藤12g、生姜5g、青黛2g，冲服或水煎服。如症状严重，应尽早送医院，采用洗胃或透析等对症处理。

附子

【功效】回阳救逆，补火助阳，逐风寒湿邪。

【主治】亡阳虚脱，肢冷脉微，阳痿，宫冷，心腹冷痛，虚寒吐泻，阴寒水肿，阳虚外感，寒湿痹痛。

【应用体会】附子、乌头、乌喙、天雄诸物同出而异名，功能主治各异。川、草乌生长时间长而力小，附子功大力宏，性走不守，通行十二经，全身上下内外无处不到，辨证属虚寒者，乃为首选。天雄功同附子，目前药源奇缺，已很少使用。

（1）附子的应用指征：以"舌脉神色口气便"为纲。归纳为舌质淡或淡红、黯淡、青黯或者淡白，舌体胖大或有齿痕，舌苔白滑润腻、灰腻等舌无热象；脉息无神，沉细微无力或者浮空；其人四肢不温或手脚冰凉，行多安静，目瞑倦卧，声低息短；面色唇口淡白无华，口不渴或者渴喜热饮；二便自利或者小便清长，大便稀溏。

（2）使用附子需要特别注意配伍技巧与煎煮方法：首先辨证确是真寒证方可使用，不可被真热假寒的表象所迷惑；使用时先从小量开始，具体根据虚寒轻重严格掌握附子的用量，即一份寒一份量。根据多年的使用经验，第一次用10g，然后逐渐加量至有效剂量，其有效的标准是按医生嘱咐的煎服法服后症状明显改善，舌尖微麻或不麻。病退十之七八就要更方。若需要长期使用，宜加薏苡仁、生姜、泽泻、通草等，以甘淡渗泄其毒，防其逐渐蓄积为害。

（3）市售附子有多种，不同制法疗效不同，毒性大小各异，医者应烂熟于心：盐附子（又称生附子）力宏毒大，没有独到的经验不可使用；焦黑色的附子毒性小，作用也小，用量宜大一些；黄色附子（皮黑，中心淡黄）药力较大，初次用量宜小，应先与鲜生姜一起用开水煎煮30分钟至1小时，鲜生姜的用量与煎煮时间和附子的用量成正比，用量在 20g 以下同煮半小时即可，用量在 40~80g 时，同煮 1 小时以上，再与用开水浸泡过的其他药混合煎煮。

注：以上煎煮方法为陕西本地用法，约为海拔 1 千米以下，若海拔升高则不在此例。

（4）"附子性温，无姜不热，无麻黄不通"。使用附子必须用干姜，学习了《伤寒论》就能明白其中的道理。干姜能够加强附子的温热作用，降低附子的毒副反应，因此，附子与干姜同用收事半功倍之效。治疗硬皮病时必加麻黄达到宣通作用，以宣为通，以通为补。附子常与姜、桂作为角药联合使用。肉桂性守不走，单入肾经，具有直达命门之功，专司命门火衰，治虚阳外越之疾，王冰所谓"热之不热，是无火也，益火之源，以消阴翳"，即选肉桂引火归原，导龙入海，再无他药可代。干姜则不同，能守能走，坚守中州温脾止泻，是暖脾胃、除虚寒治疗肠鸣泄泻的要药。治疗硬皮病时三药常常联合使用。

（5）扶阳派医家敢于大剂量应用附子，在于他们对附子的毒性有独到的见解。卢崇汉先生关于附子毒性的体会是：所有的药都有毒性，不单是附子，用得好就能治病，用不好就会害人，没有中间的路可走。陈修园在《神农本草经读》里提到："凡物性之偏处则毒，偏而至无可加处则大毒。"因此我们可以看出物性的偏寒、偏热、偏温、偏凉都是毒，偏的小则有小毒，偏到大无可加有大毒。这样我们可以理解为什么附子为扶阳的第一要药，是因为它有大毒，偏到了大无可加的地步，而附子的这个偏，这个大毒，正是它回阳救逆之所在。认识到这一点后，我们就要很好地应用附子的毒性，正如祝味菊先生所言："附子是心脏之毒药，又是心脏之圣药。变更附子的毒性，发挥附子的特长，医之能事毕矣。"按照现代医学对附子成分功效的分析，其毒性主要在心脏，而抢救心衰的参附注射液具有起死回生的妙用。

海浮石

【功效】清肺化痰，软坚散结，通淋。

【主治】善化老痰顽痰，可用于治疗痰热喘嗽、老痰积块、瘿瘤、瘰疬、淋病、疝气、疮肿、目翳等。

【应用体会】临床上，常以本品配合连翘、浙贝母、生牡蛎、皂角刺、夏枯草等治疗痰热互结之聚合型痤疮、头部脓肿性穿掘性毛囊周围炎以及闭合性粉刺等；伍以土贝母、香附、木贼、板蓝根、蜂房、山豆根、连翘、威灵仙等水煎外洗，以治疗热毒痰瘀结聚肌表的疣类皮肤病症等。

韩老师认为，海浮石虽属石类药，但不比其他石类药，其形多孔窍似肺，质轻走上而无沉降之性，专入肺经，善化肺中老痰顽痰。临床上，对于系统性硬皮病合并肺痹（肺纤维化），症见痰多、气短、呼吸表浅等，辨证属痹邪阻肺、痰瘀胶结者，常以本品合白芥子、浙贝母等治疗。另外，本品内服外用，伍入辨证方药中治疗垢着病常收良效，已成为韩世荣老师治疗该病的必用之药。

料姜石

【功效】清热解毒消肿。

【主治】疗疮痈肿、乳痈、瘰疬等。

【应用体会】《名医别录》谓其："主脚冷痛弱。"陕西省中医院前辈名家贾堃先生用其治疗各种肿瘤，取石药能软坚散结作用。韩老师取其外用治疗硬皮病，系软皮热敷散的成分之一。根据取样对比，产于西安临潼区的料姜石微量元素含量最高，可作为首选之道地药材。

合欢皮

【功效】安神解郁，活血消痈。

【主治】心神不安、忧郁、失眠、内外痈疡、跌仆伤痛等。

【应用体会】合欢皮为豆科植物合欢的树皮，有安神解郁、活血消痈的功效，多用于皮肤病伴见失眠多梦、抑郁寡欢、心神不安者。本品入心、肝二经，有安神止痒之功。

（1）常用于皮肤病证属血燥生风、心肝火旺者，如神经性皮炎、银屑病、老年性皮肤瘙痒等症，用之得当，常取捷效。若见皮肤病症伴忿怒忧郁、烦躁不宁、失眠多梦者，常用本品使五脏安和，心志欢悦而利于某些皮肤病恢复。可单用本品或与酸枣仁、郁金等合用，亦可伍入辨病方药中应用。本药价廉易得，可代酸枣仁，减轻患者负担，故每喜用之。

（2）若症见皮肤痈疡、疮毒，证属热壅血瘀者，常取本品活血祛瘀、消痈止痛之功，配用蒲公英、鱼腥草、连翘等清热解毒之品，相须为用。

（3）本品属皮类中药，有以皮达皮之作用，可引诸药外达肌表，且有活血之功，故常用以治疗多种顽固性皮肤病，病久入络，伴有气血瘀滞者，如硬皮病、皮肤淀粉样变性、银屑病、神经性皮炎等。

（4）治疗神经性皮炎、瘙痒症、痒疹类以剧烈瘙痒为主，伴有失眠时，常配以酸枣仁、夜交藤，合称"神三药"，而有安神止痒作用。内科用合欢皮取其安神解郁之功。韩老师提示此药除了以皮达皮作为引经药外，还有活血消肿散结之效。

鸡冠花

【功效】收敛止血，止带，止痢。

【主治】吐血，崩漏，便血，痔血，赤白带下，久痢不止。

【应用体会】鸡冠花是治疗口咽唇舌部疾病的一味良药。鸡冠花除常用于血热发斑的病症外，云南傣族医学认为本药还能治疗咽喉肿痛及口腔溃疡。韩老师经过长期实践，认为此药可广泛运用于口腔溃疡、白塞病、唇炎、口腔扁平苔藓等。对发于口、咽、唇、舌之病，在辨证用方基础上加入此药，疗效会大大提高。用量宜20~30g。

威灵仙

【功效】祛风除湿，通络止痛。

【主治】风湿痹痛，肢体麻木，筋脉拘挛，屈伸不利，骨鲠咽喉。

【应用体会】威灵仙具有"软坚散结之最"的称谓。本品性急善走，通行十二经脉，与附子为动药之首。韩老师说，他师傅常用歌诀讲解威灵仙的功效："铁角威灵仙，入药用酒煎，一口吞下去，铁铜软如棉。"形容威灵仙软坚散结的作用无比。除常用于除湿止痛，治疗风湿痹痛外，民间常利用其软坚散结作用治疗鱼刺鲠喉。韩老师常用其治疗硬皮病、瘢痕疙瘩、结节类皮肤病、银屑病，疗效尚称满意。韩老师以威灵仙为君药配合山豆根、蜈蚣、乌梅制成瘢痕软坚散，用陈醋、蜂蜜调膏外敷治疗瘢痕疙瘩，获得很好效果。

浮萍

【功效】宣散风热，透疹，利尿。

【主治】麻疹不透，风疹瘙痒，水肿尿少。

【应用体会】浮萍质轻上浮，有治癣达表之功，浮萍在皮肤病防治上主要有以下作用：一是发汗之轻剂，在夏天不需要用麻黄强力发汗时用浮萍代之；二可祛风止痒，适用于风疹、湿疹、荨麻疹等，治疗荨麻疹的方剂中大多使用浮萍达表止痒；其三可用于治疗白癜风，治疗白癜风的中成药浮萍丸即以紫背浮萍为主药制成。

韩老师研发的治疗白癜风的萍香丸即以浮萍、沉香为君药。浮萍擅治各型脱发，与升麻同用效果更好。取其轻浮达表、通络开窍之功，可以引药达表，作为引经药使用。韩老师治疗硬皮病时使用的软皮丸、软皮热敷散都使用了浮萍。还有一点，浮萍还具有良好的解酒作用，用于因酒而引起的各种皮肤瘙痒患者。

蜈蚣

【功效】息风通络，镇痉解毒止痛。

【主治】风湿顽痹、疮疡、瘰疬、毒蛇咬伤等。

【应用体会】（1）其息风止痉作用，可用于皮肤科祛风止痒方中，治疗风盛瘙痒剧烈的患者。

（2）其解毒散结作用，对硬皮病之皮肤顽硬、瘢痕疙瘩、瘢痕性痤疮、囊肿结节皆可选用。陕西省中医院皮肤病院制剂瘢痕软坚散即以蜈蚣为主药配合威灵仙、山豆根、乌梅等组成，治疗瘢痕疙瘩取得很好疗效。

（3）其通络止痛作用，对带状疱疹之后遗神经痛有肯定的疗效。

（4）具有走窜之性，韩老师将其作为通达四肢的引经药。多个案例表明，其对发于手指部位的神经性皮炎、湿疹、硬皮病及其他皮肤病疗效不凡。临床处方以"条"为单位，大小相差数倍，医生应查看质量，选用长而大者1~2条即可，短而小者3~5条不等，去头足后同煎。

全蝎

【功效】息风镇痉，攻毒散结，通络止痛。

【主治】小儿惊风，抽搐痉挛，中风口歪，半身不遂，破伤风，风湿顽痹，偏正头痛，疮疡，瘰疬。

【应用体会】具有祛风止痛功效，作用与蜈蚣相近，更擅祛风止痛。带状疱疹后遗神经痛非此药不可，皮肤病院内制剂疱疹止痛搽剂即以此药为主，配以王不留行和蝉蜕，治疗带状疱疹疼痛屡试不爽。在治疗带状疱疹后遗神经痛的内服方剂中，不管早期还是后期，也不论哪种证型，韩老师都使用全蝎止痛，医生应查看药材质量，市售全蝎质量不一，临床以清水全蝎为佳（色淡黄质轻，腹内无泥杂物）。用量为5~10g。

螃蟹

【功效】散血解瘀，益气养筋。

【主治】除胸热烦闷，去面肿辟，愈漆疮。

【应用体会】螃蟹是一味通络专药，螃蟹又名页虫、方海，是常用的接骨续伤药。韩老师认为螃蟹善于横行，故功专通络（因纵者为经，横者为络）。一般的通利药物只注重了通经而忽视了通络，此药可补充他药之不足，使药力能纵横贯通，无所不达。同时，因螃蟹一生之中要蜕皮数次，每次蜕皮后，则换为软皮，将其用于硬皮病的治疗，符合中医取类比象的理论，使硬皮病的临床治疗别开生面。治疗硬皮病专药软皮丸、软皮热敷散均选用了此药。

壁虎

【功效】祛风，定惊，散结，解毒。

【主治】中风瘫痪，历节风痛，风痰惊痫，瘰疬，恶疮。

【应用体会】壁虎是治疗食管痹的专药，该药功擅活血散结通络，王三虎教授擅用壁虎治疗食管癌。韩老师认为壁虎生来喜攀爬墙之上方角落，根据取类比象的理论，用此药治疗硬皮病并发食管硬化之食管痹有良效。曾在辨证方中重用壁虎治疗一例食管痹患者，此患者安装了2个支架，用药6个月后去掉1个支架，可进食半流质饮食，治疗1年后基本上能够进食稀饭、面条之类，整体情况也恢复地不错。

鱼腥草

【功效】清热解毒，消痈排脓，利尿通淋。

【主治】肺痈吐脓，痰热喘咳，热痢，热淋，痈肿疮毒。

【应用体会】可治疗分泌旺盛引起的头面部实热性疾病。根据患者反馈，内服鱼腥草一段时间后，可使皮肤柔软细腻、光滑。这可能是"肺主皮毛"的功能体现。韩老师治疗头面部皮肤病如脂溢性皮炎、痤疮、激素依赖性皮炎、油性脱发等都加入鱼腥草，起到清肺泻热洁肤的作用。

药食同源，在长安地区及民间用鲜品佐菜食用，尤其是春夏炎热之季，起到清热泻火、防病于未然的作用。此外，本品鲜药有腥味，但干品泡茶并无异味，可长期饮用，对咽喉及胃部无刺激，可以治疗实热性皮肤病及咽喉肿痛。

博落回

【功效】消肿，解毒，杀虫。

【主治】疔，脓肿，急性扁桃体炎，中耳炎，滴虫性阴道炎，下肢溃疡，烫伤，顽癣。

【应用体会】博落回为罂粟科植物博落回的带根全草。辛、苦，温，有毒。治廉疮：博落回全草，烧存性，研极细末，撒于疮口内，或用麻油调搽，或同生猪油捣和成膏敷贴。治黄癣（癞痢）：先剃发，再用博落回二两、明矾一两，煎水洗，每日 1 次，共 7 天。治水、火烫伤：博落回根研末，棉花子油调搽。

地肤子

【性味归经】味辛、苦，性寒，归肾、膀胱经。

【功效主治】清热利湿，祛风止痒。主治小便涩痛、阴痒带下、风疹、湿疹、皮肤瘙痒等。

【应用体会】地肤子辛能发散，苦能燥湿，寒能清热，质地轻清，能上行达表，去肌肤积热，又可苦寒走下，清利湿热，引肌肤湿热随小便而下。对于瘙痒诸症，病由风邪作祟，尤其是风湿热邪蕴积于肌肤所致者，用之最宜；对于阳气不固，风寒外客者，则宜辨证伍入辛温剂中。

第二节 对药

抗过敏对药

【组成】荆芥、防风。

【功效】疏风解表，散邪止痒。

【主治】外感风寒证。风疹瘙痒，头疼身痛，风湿痹痛，骨节酸痛；舌淡红苔薄，脉浮有力。皮肤科常外用于荨麻疹、水痘、湿疹等疾患。

【配伍机制】荆芥入肝、胆二经，故能达肝木之气，"荆芥辛苦，气味俱薄，浮而升，阳也"，故为治风病之要药，发散上焦风邪最为良药。防风性甘温，故善治风寒之邪外感的表证，张元素曰："治上焦风邪，泻肺实，散头目中滞气，经络中留湿。"两药参合，相须为用，辛温解表，疏风散寒。

【应用体会】秦岭是中国南北气候分界线，陕西关中地区位于秦岭以北，气候总特点是干燥，降水较少，气温回升快而不稳定，多风沙。秦人常于春秋之际受风沙之苦，出现因气候变化引起的各种皮肤病，如荨麻疹、湿疹及水痘等。荆芥、防风的对药组合，出处来源于《外科正宗》中的名方——消风散，方中使用荆芥与防风相伍，用于因外感风邪引起的荨麻疹等皮肤病。荆芥质轻透散，长于发汗，防风质松而润，长于祛风，两者相伍，既可发汗透疹止痒，又可祛风散寒胜湿。皮肤科疾病多以瘙痒为主要自觉症状，而瘙痒之主要原因为外感风邪，痒自风来，止痒必先疏风，故合用荆芥、防风可起到疏风解表、散邪止痒之效。韩老师自拟的消风汤、祛风止痒汤均加入这一对药。

降低光敏感对药

【组成】青蒿、地骨皮。

【功效】清透虚热，凉血除蒸。

【主治】阴虚血热证。头面部色红，自觉发热；舌红苔少，脉沉细微数。皮肤科常外用于激素依赖性皮炎、皮肌炎、红斑狼疮、日光性皮炎等疾患。

【配伍机制】青蒿苦寒，入肝走血，能清透阴分伏热，退无汗骨蒸之热，治留热在骨节间者，为除热补劳之品。地骨皮甘寒，善清肝肾虚热，治有汗骨蒸，为凉血除蒸之物。地骨皮除可增强青蒿清透虚热之效，并可兼顾肺、肾之热，使虚热无所遁形，二药合用，主治夜热早凉、热退无汗、阴虚发热等。

【应用体会】随着生活水平的提高，越来越多的人注重皮肤防护，常年使用防晒霜，而陕西地区气候较干燥，云层稀薄，紫外线辐射强烈，因没有做好防晒而导致皮肤晒伤，或者出现紫外线相关的疾病越来越多，如日光性皮炎、激素依赖性皮炎、皮肌炎、红斑狼疮等。青蒿和地骨皮是临床中常见的清虚热组合，常用于治疗辨证为阴虚血热证之面部皮肤病，此类疾病的共同特点均为面部色红，边界欠清，自觉皮损区发热，症状遇热或日晒后加重，病情缠绵难愈。此类疾病缠绵难愈，多病久伤阴，阴虚则发热，热性趋上，则发于面部，因此在治疗时青蒿和地骨皮相伍，可清中下焦上行之虚热，也能清心除烦，凉血淡斑。其中临床中使用青蒿除考虑其清热凉血除蒸之功效外，还主要考虑其质轻上扬，可治疗面部皮肤病；而地骨皮则甘寒清润，可缓解皮损区之烦热干燥。同时现代医学研究显示，青蒿具有降低光敏感之效，联合地骨皮则效果更显。

燥湿对药

【组成】苍术、白术。

【功效】补气健脾，燥湿利水。

【主治】脾虚湿蕴证。斑疹色淡，浮肿瘙痒；舌淡红苔白厚，脉沉滑。皮肤科常外用于湿疹、脂溢性皮炎、天疱疮等疾患。

【配伍机制】苍术辛苦温，健脾平胃，燥湿化浊，升阳散邪。白术苦甘温，入脾、胃经，既能补气健脾，脾气健运，则水湿不生，又能燥湿利水，祛除已滞留体内的水湿之邪。《本草通玄》："苍术，宽中发汗，其功胜于白术，补中除湿，其力不及白术。大抵卑坚之土，宜以白术以培之，敦阜之土，宜于苍术以平之。"苍术性烈，燥湿力胜，散多于补，偏于平胃燥湿；白术甘温性缓，健脾力强，补多于散，善于补脾益气。二药合用，一散一补，一胃一脾，则中焦得健，脾胃运纳如常，水湿得以运化，不能聚而为患。

【应用体会】白术生用健脾而不燥，炒用则燥湿力量增加，炒焦则用于脾湿有寒，土炒则补脾止泻，米泔水制者可以完全消灭燥气，适用于脾虚肝脏之体。苍术苦温辛烈，燥散之性有余，而补养之力不足；白术微辛，苦而不烈，燥散之性不足，而补养之力有余。故一般脾虚气弱用白术，脾为湿困用苍术，止汗安胎用白术，发汗散邪用苍术。另外，苍术、白术是临床常用的燥湿健脾的药对，常用于湿阻中焦、脘腹胀满等病症，是脾胃病变的首选用药。脾主四肢肌肉，故皮肤科常用于治疗发病部位主要位于四肢的疾病，常见病种主要有湿疹、特应性皮炎、天疱疮等。

润燥对药

【组成】黄精、鸡血藤。

【功效】养血润肤，活血通络。

【主治】血虚风燥证。常用于肌肤干燥，瘙痒明显的慢性湿疹、老年皮肤瘙痒症等疾患。

【配伍机制】黄精为药用植物，为补益剂常用药，主要作用为补脾，润肺生津，常用于气血亏虚、肌肤失养之证。鸡血藤为藤类药物，藤类药物常有通络之效，可治脉络瘀阻之证。两药参合，相须为用，养血润肤，活血通络。

【应用体会】黄精临床常用于肺部疾病的诊治，具有补虚作用，鸡血藤具有扩血管、抗血小板聚集、促进磷代谢等作用。

5. 散结对药

【组成】威灵仙、芒硝。

【功效】软坚散结，活血消肿。

【主治】痰瘀互结证。常用于皮损肥厚浸润明显，瘙痒剧烈的慢性湿疹、结节性痒疹、斑块型银屑病及瘢痕疙瘩等疾患。

【配伍机制】威灵仙，又名铁扫帚，其性味辛、咸，温，有毒，在功能主治方面除能祛风湿、通经络之外，尚可消癖积、通经络。传闻其可消骨鲠，软坚散结之效尤为明显。芒硝味咸、苦，性寒，归胃、大肠经，有润燥软坚、消火消肿之效。两药参合，相须为用，软坚散结，通络化瘀。

【应用体会】威灵仙：本品性急善走，通行十二经脉，与附子为动药之首。除常用以除湿止痛外，民间常利用其软坚散结作用治疗鱼刺鲠喉。《药品化义》所说："灵仙，性猛急，盖走而不守，宣通十二经络。主治风、湿、痰壅滞经络中。"有软坚散结之功，常用于治疗瘢痕积聚，皮肤科主要用于病程较长、皮损肥厚浸润的疾病。芒硝在古代应用较为广泛，张元素曰："芒硝其用有三：去实热一也；涤肠中宿垢二也；破坚积热块三也。"《药征》曰："主攻坚也。"韩老师常用其治疗硬皮病、瘢痕疙瘩、结节类皮肤病、银屑病，疗效尚称满意。另外，韩老师以威灵仙为君药配合山豆根、蜈蚣、乌梅制成瘢痕软坚散，用陈醋、蜂蜜调膏外敷治疗瘢痕疙瘩、硬皮病获得很好效果。

降脂对药

【组成】白花蛇舌草、赤石脂。

【功效】清热解毒，祛湿控油。

【主治】湿热蕴结证。常用于皮损。

【配伍机制】白花蛇舌草味苦、淡，性寒，主要功效是清热解毒、消痛散结、利尿除湿，尤善治疗各种类型炎症。赤石脂味甘、涩、酸，温，无毒，主治油脂分泌较多的皮肤病，如痤疮、脂溢性皮炎、脂溢性脱发等，味涩，具有涩肠、收敛止血、收湿敛疮、生肌之效。两药参合，相须为用，清热解毒，收敛固涩。

【应用体会】白花蛇舌草性寒凉，上可除面部油腻，下可清胃肠污浊，其取名白花蛇舌草，意即具有蛇性，能游弋于全身，并味苦性专，效果显著。赤石脂，时珍诉其："厚肠胃，除水湿，收脱肛。"因其来源于土，中焦属土，故可补益脾胃，煅制则可除水湿。赤石脂有固涩之效，可控油脂外溢，另面部皮脂溢出较多的部位多为额部，归肺经，赤石脂作用经络主要为大肠经，大肠与肺相表里，故适当使用赤石脂有控油之效。两者相伍，一清一敛，对于面部炎性丘疹及脂溢性皮炎等效果显著。韩世荣老师常在辨证为湿热蕴结证时配伍使用，尤其对丘疹颜色鲜红，周围绕以红晕，伴有舌苔厚腻、口气较重的患者，效果尤其显著。

祛痘对药

【组成】生薏苡仁、败酱草。

【功效】清热解毒，排脓祛瘀。

【主治】热毒蕴结证。多见于面部丘疹密集，色红，部分压痛明显，甚至可见脓头的炎症性皮肤病，如疔疮、脓肿等疾患。

【配伍机制】生薏苡仁性寒，入脾、肺、肾三经，主要作用为清热排脓，利水消肿，常用于湿热毒蕴证。败酱草解毒排脓，活血化瘀散结。两药参合，相须为用，清热解毒除湿，活血破瘀排脓。

【应用体会】生薏苡仁、败酱草的组合，来源于薏苡附子败酱散一方，方中主要用薏苡仁利湿排脓，并辅以败酱草以逐瘀消肿。病情早期，仅可见红色丘疹时，可与金银花、蒲公英等同用以清热解毒；丘疹上出现黄色脓头时，则常配伍白芷、黄芩、黄柏、鱼腥草等以解毒排脓。

另外，韩世荣老师将木贼、生薏苡仁、连翘、板蓝根、醋香附五味药组成复方木贼汤，用来治疗扁平疣，常可起到显著疗效。其中生薏苡仁作为臣药协助君药木贼清热解毒，疏散风热。

祛风对药

【组成】露蜂房、白僵蚕。

【功效】祛风杀虫，通络止痛。

【主治】风热蕴结证。常见于局部皮损肥厚、粗糙，瘙痒剧烈的疾病，如神经性皮炎、慢性湿疹、结节性痒疹等。

【配伍机制】露蜂房性甘、平，归肝、胃、肾经，有小毒，体轻窜散，可内可外，具有祛风镇痛、攻毒消肿、杀虫止痒的功效。白僵蚕性味咸、辛、平，入肝、肺经，具有祛风解痉、化痰散结的功效。两者相伍，可增强祛风止痒之效。

【应用体会】露蜂房为祛风杀虫之剂，常用于治疗属风湿热毒蕴结证，皮损表现以斑块肥厚、浸润为主，临床常难以奏效的皮肤病。脾胃虚寒、气虚血弱及肾功能不全者慎服。《药性论》："治一切热毒风，恶风，风疮，疥癣赤烂，眉发脱脆，皮肌急，壮热恶寒；主解热黄、酒黄、急黄、谷黄、劳黄等。"张元素曰僵蚕："性微温，味微辛，气味俱薄，体轻浮而升，阳中之阳也，故能去皮肤诸风如虫行。"《医学启源》："去皮肤间诸风。"现代医学研究显示，两者在体外均对金黄色葡萄球菌、白喉杆菌、溶血性链球菌等具有一定的抑制作用。两药参合，相须为用，清热解毒除湿，活血破瘀排脓，常用于疔疮、脓肿等疾患。

透疹对药

【组成】浮萍、麻黄。

【功效】祛风发汗，解表透疹。

【主治】外风袭表证。临床常用于荨麻疹、麻疹、丹毒、皮肤瘙痒等皮肤病。

【配伍机制】浮萍性味辛、寒，其功效为发汗，祛风，行水，清热，解毒。麻黄味辛、微苦，性温，其功效为解表发汗，宣肺平喘，祛风利水。两者相伍，常用于风水为病，身热，无汗，恶风，头面四肢浮肿，小便不利或风疹瘙痒，治宜"开鬼门，洁净府"。二药合用，寒温平调，发汗、利尿功佳。

【应用体会】浮萍在皮肤病防治上主要有以下作用：一是发汗之轻剂，在不需要麻黄强力发汗时使用；二可祛风止痒，适用于风疹、湿疹、荨麻疹等；其三可用于治疗白癜风，韩老师研发的萍香丸即以浮萍为君药；其四善治各型脱发，与升麻同用效果更好；其五可以引药达表，作为引经药使用；最后一点，浮萍还具有良好的解酒作用，用于因酒而引起的各种皮肤瘙痒。用于外感风热及麻疹透发不畅等证，临床常与西河柳、牛蒡子、薄荷等配伍应用。对风热瘾疹亦可内服、外用。浮萍能泄热利水，故对于水肿而有表热者用之。《得配本草》："血虚肤燥，气虚风痛，二者禁用。"

止痛对药

【组成】薤白、瓜蒌。

【功效】通阳宽胸，行气止痛。

【主治】阳虚寒凝，气滞血瘀证。主治带状疱疹，尤其以病发于胸胁部的治疗效果较明显。

【配伍机制】薤白性温，味辛、苦，归肝、肺、心经，功能温中通阳，行气散结，活血止痛，以辛散温通为主。瓜蒌性寒，味甘、微苦，归肺、胃、大肠经，功能宽胸利膈通闭，以清降为主。两药相伍，一散一收，一通一降，通阳行气，化瘀止痛。

【应用体会】瓜蒌、薤白伍用，主要出自瓜蒌薤白白酒汤一方，具有温阳除闭、宽胸理气之效，古人主要用其治疗胸痹一证，韩世荣老师将其用于治疗带状疱疹性神经痛。带状疱疹早期，多辨证为湿热蕴结，伴有舌红苔黄腻，脉滑数，用药时主要利用瓜蒌性寒通降之特点，使大便畅通，从而起到气行无阻、瘀散痛止之效。带状疱疹病程超过1个月仍未痊愈者，多因病久致瘀、病久致虚，故薤白、瓜蒌相伍，既可辛开苦降，通利气机，又可行气化瘀，使气行、瘀散，从而缓解带状疱疹导致的神经痛，瓜蒌用量宜大一些。胸痹多以痰浊、血瘀较常见，而带状疱疹后遗神经痛除血瘀脉络外，多见气虚致痹，所以临床可在其基础上适当增加补气药物，如党参、黄芪之类。

疏肝散瘀对药

【组成】合欢皮、刺蒺藜。

【功效】疏肝解郁，安神止痒。

【主治】肝郁气滞，心神不宁证。主治神经性皮炎、湿疹等慢性瘙痒性皮肤病。

【配伍机制】合欢皮味甘、平，归心、肝经，其功效解郁，和血，宁心，消痈肿。《神农本草经》记载："主安五脏和五志，令人欢乐忘忧。"其主治心神不安，忧郁失眠，为安五脏、和心神、解郁结之要药。刺蒺藜味苦、辛，温，归肝、肺经，其功效疏肝解郁，祛风止痒，行瘀去滞，治头晕头痛、身痒不适等症。两药相伍，共奏疏肝宁心、祛风止痒之效。

【应用体会】合欢皮与刺蒺藜相伍，来源于施今墨老先生独创，主要用来治疗肝脾肿大诸症。但长安皮肤学派医师常将其用于神经性皮炎、慢性湿疹等慢性瘙痒性皮肤病，主要是考虑这类疾病多由肝经郁滞，情志不畅导致，病情时轻时重，迁延不愈，而合欢皮与刺蒺藜两者相伍，能疏肝解郁，宁心安神，祛风止痒，临床已成为治疗神经性皮炎的主要组方药物。另外，韩老师提示使用合欢皮还能起到散结及以皮达皮的引经作用。

口腔溃疡对药

【组成】鸡冠花、青龙衣。

【功效】清热解毒，凉血止痛。

【主治】热毒蕴结证。主治痈肿疮毒等疾病，如口腔溃疡、白塞病、唇炎、口腔扁平苔藓。

【配伍机制】鸡冠花味甘、涩，性凉，归肝、大肠经，功效为清热凉血，止衄敛营，属收敛止血药。青龙衣味辛、苦、涩，性平，功效为清热解毒，祛风疗癣，止痛止痢。《陕西中草药》："治牛皮癣、鱼鳞癣、荷叶癣及秃疮等症。"两者联合以清热。

【应用体会】鸡冠花内科多用于治吐血、便血、血崩、血淋等诸失血证，皮肤科则常用于治疗面部血热发斑的病症，云南傣族医学认为本药还能治疗咽喉肿痛及口腔溃疡。韩老师经过长期实践，认为此药可广泛运用于口腔溃疡、白塞病、唇炎、口腔扁平苔藓等，对发于口、咽、唇、舌之病，在辨证用方基础上加入此药，疗效会大大提高。青龙衣为未成熟的野生核桃的青皮，临床药理学研究显示其具有抗肿瘤疗效。皮肤科将鸡冠花、青龙衣组方，水煎凉置后，少量频饮漱口治疗常见的发于口腔的皮肤病，临床效果显著。

第三节 角药

青蒿、黄芩、白鲜皮

【组成】青蒿 10~20g，黄芩 6~12g，白鲜皮 10~15g。

【功效】清热泻火，凉血解毒消斑。

【主治】上焦热盛证。面红潮热肿胀，瘙痒灼热，肤温高，心急烦躁，口舌生疮，舌红苔薄，脉数有力。

【组方特点】本角药证因外感风热火毒，或者血热炽盛，热邪上炎充斥上焦所致。火（热）为阳邪，其性炎上，易侵犯人体上部，故出现面部潮红、肤温高，火（热）邪易耗伤津液故出现皮肤干燥、脱屑、口干舌燥，大便秘结、小便短赤，热入营血则可热邪扰神，故易心急烦躁、眠差，甚则热入血分可腐蚀血肉而发为疮疡痈毒。治当清热泻火、凉血解毒。青蒿苦寒，归肝、胆经，芳香而散，能清湿热之邪，清上焦热邪；黄芩味苦，性寒，归肺、胃、大肠经，能清热泻火，凉血解毒，善清上焦实热；白鲜皮味苦，性寒，归脾、胃经，清热燥湿，祛风解毒，善治疗各种疔疮痈毒。三药相须使用，能增强其清热泻火、凉血解毒之功效。

【方证要点】本角药善治疗上焦热盛证。临床以面红、肤温高、灼热、瘙痒或疼痛、舌红苔薄、脉数有力为辨证要点。

【加减变化】韩世荣老师常用此角药清热泻火，凉血解毒消斑，用于治疗上焦实热证，如头面部红肿、瘙痒、脱屑等，常见疾病如日光性皮炎、光化性唇炎、皮肌炎、红斑狼疮、脂溢性皮炎、痤疮、酒渣鼻、头面部带状疱疹等。上焦热邪可以是外感风热，亦可以是血热炽盛，热邪炎上侵犯上焦。对于外感风热之邪者，可以在此角药的基础上加金银花、连翘、竹叶、蝉蜕等疏散风热。对于血热炽盛、火热炎上者，可在此角药的基础上加生地、赤芍、牡丹皮、石膏、知母等清热凉血泻火。兼有肿胀明显，伴有渗液者可加泽泻、萆薢、茯苓、猪苓利水消肿；伴有脱屑明显者，可在此角药清热凉血基础上加滋阴润燥之麦冬、生地、玄参等；热扰心神、烦躁不安者，可加用黄连、竹叶等增强清热泻火之力。患者虽然可以出现上焦实热之证，但因体质不同、感邪差异，病程不一，整体情况可能有所差异，需要根据患者全身症状、舌脉等综合辨证，在此角药基础上辨证加减。

【使用禁忌】本角药多苦寒，易伤脾胃，故对脾胃虚寒和阴虚阳亢之证皆非所宜。

黄芪、防风、白术

【组成】黄芪 30~60g，防风 9~15g，白术 6~12g。

【功效】益气固表，祛风止痒。

【主治】表虚瘙痒。表虚不固，瘙痒不定，遇风加重或受风发作，舌淡苔白，脉虚浮。

【组方特点】本角药主治卫气虚弱、风邪犯表之证。风为阳邪，易侵袭体表，当人体卫气不足，腠理不密，不能顾护体表之时，风邪乘虚侵入腠理，风邪善行数变，游移于腠理之间，则肌肤出现瘙痒，部位不定，时起时消。治宜益气固表，祛风止痒。角药中黄芪为主药，性温味甘，归脾、肺经，具有补气升阳、益气固表之功效，内可补脾、肺之气，外可固表使腠理致密。白术味甘性温，归脾、肺经，具有补气健脾、止汗之功效，助黄芪益气固表。防风辛甘微温，归肝、脾、肺经，走表而散风御邪，黄芪得防风则固表而不留邪，防风得黄芪则祛风而不伤正。三药配伍，共奏益气固表、祛风止痒之效。

【方证要点】本角药为治疗表虚不固的常用方，临床以面色萎黄、疲乏无力、遇风瘙痒、部位不定、舌淡脉虚为辨证要点。

【加减变化】韩老师常用此方配合桂枝汤治疗表虚不固、风邪犯表之证，临床表现为恶风、瘙痒、部位不定、时起时消，如荨麻疹、皮肤瘙痒症等。本角药适应证表虚卫气不足是本，表虚后卫气不能顾护体表，导致腠理开泄，风邪可以乘虚入里，因此首先要固表，临床给予黄芪，黄芪量要大，同时要注意保暖御风。因为风邪为百病之长，可以兼并其他邪气，如果兼有寒气可以加麻黄、桂枝、细辛、干姜等，如果兼有热邪可以加金银花、连翘、蝉蜕等，兼有湿气可加羌活、独活、荆芥等祛风除湿。表虚是因为卫气不足，卫气来源于脾胃运化而生成的水谷精微，卫气虚弱往往是脾胃虚弱所致，因此在益气固表之时也应该注意是否伴有脾胃虚弱，必要时要补益脾胃，可加用党参、茯苓、山药等，特别是慢性荨麻疹患者脾胃虚弱表现较为明显。卫气和营血互为阴阳，互根互用，营卫之气的运行阴阳相随，内外相贯，往来灌注，并行不悖，营中有卫，卫中有营，因此营血亏虚也可以引起卫气不足，出现营亏卫虚风燥，因此在益气固卫的同时需要补血，本角药中已有黄芪，可加用当归、龙眼肉、阿胶等。

【使用禁忌】本角药以补益药物配伍，适合于表虚不固之证，对于实证型的瘙痒不宜使用。

附子、桂枝、麻黄

【组成】附子 5~20g，桂枝 6~12g，麻黄 6~12g。

【功效】助阳补火，散寒通脉。

【主治】阳虚寒凝、脉络不通证。四肢厥逆，畏寒怕冷，纳差便溏，舌淡苔白，脉沉弱无力。

【组方特点】本角药证因肾阳不足、寒凝脉络所致。阳气虚衰不能温通经脉，寒邪侵犯肌肤，阳气不能达于四末，故手足发凉；阳气不能温煦肌肤，故畏寒怕冷；阳气不能鼓动营血，故脉沉弱无力。治疗应助阳补火、散寒通脉。方中附子味辛甘，性热，为主药，能回阳救逆，助阳补火，温壮元阳，散寒止痛，其善走而不守，流通十二经脉，为回阳救逆第一品药。桂枝味辛、甘，性温，归心、肺、膀胱经，能发汗解肌，温通经脉，助阳化气，附子、桂枝相配能温阳气，通经脉。麻黄味辛、苦，性温，归肺、膀胱经，能开腠理，透毛窍，发汗解表以散风寒。附子助阳补火，能激发元阳，使阳气从内向外运行，桂枝能解肌通脉，麻黄能开腠理，透毛窍，三药配合能使阳气从内脏经肌肉到达皮毛，温通里外。

【方证要点】本角药为治疗阳虚寒凝、脉络不通要药。临床以手足或局部皮肤寒凉、怕冷、舌淡苔白，脉沉微为辨证要点。

【加减变化】韩老师用此角药治疗肾阳不足、寒凝经脉的寒证。患者常表现为畏寒，怕冷，四肢厥逆，甚则感觉寒入骨髓，部分患者一年四季手足发凉怕冷，炎炎夏天进入空调房后感觉骨痛、背凉。本证的根本是肾阳亏虚，部分患者是先天禀赋不足导致，部分患者是久病及肾所致，部分患者是劳倦内伤，因此在治疗时助阳补火是根本，并应该兼顾患者的全身情况综合治疗。对于附子的应用，韩老师建议从小剂量开始，逐渐加量，一般用量不超过30g，附子一定要开水先煮30分钟以上，再与其他药同煎，注意配伍禁忌，不能和贝母、瓜蒌、半夏、白蔹、白及配伍，随时注意不良反应，服药过程中要注意是否出现口麻、舌麻现象，一旦出现立即停药。本角药常用于硬皮病、冻疮、寒冷性多形红斑、雷诺病、阳虚性银屑病等的治疗。在治疗的过程中根据具体情况可以加药变通，如脉络不通，表现疼痛明显者，可加桃仁、红花、川芎等活血化瘀药，兼有气短、乏力、懒动者，可加黄芪、党参等益气之品，兼有脾胃虚寒者可加党参、炒白术、干姜、肉桂等温阳健脾。根据皮损发病部位可以适当加引经药。

【使用禁忌】本角药以辛温药物配伍组成，仅适用于阳虚寒凝之手足发凉、怕冷者，禁忌应用于真热假寒证。

大蓟、小蓟、茜草

【组成】大蓟 10~15g，小蓟 10~15g，茜草 10~15g。

【功效】凉血止血。

【主治】血热迫血妄行。皮肤瘀点、瘀斑，色鲜红，压之不褪色，尿血，舌红苔少，脉数。

【组方特点】本角药适用于火热炽盛、损伤脉络、迫血妄行的各种出血，如果肌腠脉络灼伤可出现皮肤瘀点、瘀斑，如果伤及脏腑脉络则可以出现便血、尿血，脉络灼伤，经脉不通，不通则痛，故可出现腹痛、关节、四肢疼痛等症状。热入血分，血流加速，脉道扩张，故可出现舌红、脉数之象。治宜清热凉血止血。大蓟、小蓟味苦、甘，性凉，归心、肝经，能凉血止血，散瘀解毒消痈，善治血热引起的各种出血。血遇热则行，遇炭则凝。故大蓟、小蓟炒炭后烧灰存性，止血之力更强。茜草味苦，性寒，归肝经，能凉血止血通经。三药相须凉血消斑，善于治疗血热引起的皮肤出血。

【方证要点】皮肤出现瘀点、瘀斑，色鲜红，压之不褪色，舌红苔少，脉数有力。

【加减变化】韩老师应用此角药治疗常见的血热性皮肤出血，临床表现为皮肤出现瘀点、瘀斑，甚至水肿、坏死、溃疡，紫癜，皮损鲜红，发病迅速，患者常舌红，苔少，脉滑数有力。常用于过敏性紫癜、变应性血管炎、色素性紫癜性皮炎等的治疗。对于过敏性紫癜，其血热大多是由于外感热邪，或外感寒邪入里化热，伤及血分，故临床经常可以看到患者发病前先有外感风寒或者风热的病史，治疗时在凉血止血的同时不能忽视外邪的存在，给予清热解毒、疏散风热药，常加金银花、连翘、菊花、竹叶等。外感之前亦可能就存在，正虚，如果病久也可以致虚，因此在清热的同时不能伤正，根据病情适当补益正气。热入血分，灼伤脉络，建议休息制动，因为动则热盛，更加灼伤脉络，导致离经之血更多。

【使用禁忌】本角药组成多寒凉，适合于血热迫血妄行的出血，不适宜外伤及气虚不能摄血等原因引起的出血。

肉桂、川芎、益母草

【组成】肉桂 5~10g，川芎 6~12g，益母草 15~30g。

【功效】温经散寒，通脉止痛。

【主治】冲任虚寒之痛经。经行腹痛，腹凉，腰酸，腰困，经行不畅，月经不调。

【组方特点】冲为血海，任主胞胎，冲任虚寒，寒凝胞宫，行经时脉络不通，不通则痛，故冷痛明显，遇寒更深。痛连腰骶，故可腰困、腰酸。治宜温经散寒，通脉止痛。肉桂辛甘而热，归肝、肾、心、脾经，能补火助阳，散寒止痛，温通经脉，善治肾阳虚寒之宫寒、腰痛，为角药之主药。川芎辛温，归肝、胆、心包经，活血行气，祛风止痛，善治各种血瘀、气滞，为妇科调经之要药。益母草苦辛微寒，归肝、心、膀胱经，善治经行不利、痛经。肉桂配川芎能温经散寒而行血，肉桂配益母草能够温阳行血而祛寒通脉止痛。

【方证要点】临床以经行腹痛、腹凉、舌淡、脉沉为辨证要点。

【加减变化】韩老师用此角药治疗各种下焦虚寒证，如腹痛、痛经、腰酸、腰困、月经不调等。肉桂能引火归原，引炎上之火下行，补火助阳，因此为主药。常用于痤疮、黄褐斑、脂溢性皮炎的治疗，在临床上经常能见到青少年女性患者表现为面部红斑、丘疹，色鲜红等，为一派实热之象，寸脉数，但尺脉紧沉，问诊后可知患者经常出现痛经等下焦虚寒表现，月经前痤疮、脂溢性皮炎等明显加重，究其原因乃阴阳不相交替，热上而不能下，寒降而不能升，寒热分离，出现上热下寒，上愈热下愈寒，下愈寒上愈热，在经时上热更明显，宫寒更突出，随着月经的结束，寒热又开始和合，腹痛、腹冷、腰困、腰酸、头面部实热之症也逐渐减轻。因此引火归原，通脉行血、温寒同时给寒邪以去路就显得更为重要。温阳、引火归原用肉桂，通脉行血用川芎，益母草引血下行，带走冲任之寒邪，使上焦之热能够下行，能温下，同时也能起到泻上焦之火的作用。

【使用禁忌】本角药在皮肤科临床治疗痤疮、脂溢性皮炎等疾病时仅适用于下焦虚寒者，没有下焦寒象者不可使用，以免补火助阳，使上焦火更胜，皮损更严重。

金银花、桔梗、牛蒡子

【组成】金银花 10~20g，桔梗 6~10g，牛蒡子 9~12g。

【功效】疏散风热，解毒利咽。

【主治】外感风热之咽喉肿痛。

【组方特点】此角药具有疏散风热、解毒利咽之功效。金银花甘寒，归肺、心、胃经，具有清热解毒、疏散风热之效，善散肺经热邪，为主药；桔梗苦辛，平，归肺经，善治咽喉肿痛、失音，能宣肺利咽开音；牛蒡子味辛、苦，性寒，具有疏散风热、解毒消肿、利咽之功效。三药合用，金银花、牛蒡子清热解毒，桔梗引经于肺，共奏疏散风热、利咽消肿之效。

【方证要点】咽痛，咽部红肿，舌红苔薄，脉浮数。

【加减变化】韩老师用此角药治疗各种风热之邪引起的咽痛，常见于点滴状银屑病、荨麻疹、过敏性紫癜等伴有咽喉不适者，角药常规用量金银花为10~20g，桔梗为6~10g，牛蒡子为9~12g。伴有瘙痒者可加蝉蜕、桑叶，伴有出血者可加大蓟、小蓟，伴有身体潮红、烦躁者可加水牛角、生地、玄参等。

【使用禁忌】本角药疏散风热，外感风寒者禁用。

苍术、厚朴、陈皮

【组成】苍术 10~15g，厚朴 6~12g，陈皮 6~12g。

【功效】健脾除湿。

【主治】脾虚湿盛。腹胀，腹满，形体肥胖，皮肤瘙痒、渗液，舌胖苔腻，脉滑缓。

【组方特点】苍术味苦性温，辛燥，芳香燥烈，入中焦能燥湿健脾，兼行气和胃，使气行湿化；厚朴苦温辛散，温能祛寒，长于行气、燥湿、消积，与苍术配伍行气以除湿，燥湿以运脾，使滞气得行，湿浊得去；陈皮辛苦温，气香性温，能行能降，具有理气运脾之效，能助苍术、厚朴之力。

【方证要点】本角药辛温芳香，皮肤科临床应用于腹胀、腹满、形体肥胖、皮肤渗液、瘙痒，阴雨天或居住潮湿时更甚者，舌胖苔腻，脉缓滑。

【加减变化】韩老师用此角药治疗脾虚湿盛之证，临床表现为腹胀，腹满，纳差，体胖腹圆，舌胖大，苔厚腻，脉滑缓。常用于带状疱疹、湿疹、脂溢性皮炎、脂溢性脱发等属脾虚湿盛之证者。常规用量苍术为 10~15g，厚朴为6~12g，陈皮为 6~12g。伴有乏力、气虚者可加黄芪、党参、炒白术等，对于寒湿明显者可加用肉桂、干姜等温补脾阳，对于湿邪郁久化热者可加用龙胆草、茵陈等清热利湿。

天麻、钩藤、熟地

【组成】天麻 10~12g，钩藤 10~12g，熟地 15~30g。

【功效】平抑肝阳，补益肝肾。

【主治】肝阳上亢。头痛，头晕，烦躁，失眠，腰困腿沉，头重脚轻，舌红体瘦，苔少，脉寸弦长、尺沉无力。

【组方特点】本角药用于肝肾阴虚，阴不制阳，肝阳上亢，生风化热之证。

肝阳上亢，虚火扰心，心神不宁，故会出现烦躁、失眠、头晕、头痛等症状；肝肾阴虚，肝血亏虚，肝阳化风，风邪善行数变，侵犯肌肤腠理故会出现皮肤瘙痒，此起彼伏；肾阴亏虚，夜间阳不入阴，虚阳更甚，故夜间瘙痒更加明显。治宜滋阴补血，平抑肝阳，息风止痒。天麻味甘性平，归肝经，能息风止痉，平抑肝阳，祛风通络，可用于各种肝风内动、肝阳上亢之证。钩藤味甘性寒，归肝、心包经，能息风止痉，清热平肝，多用于肝火上攻之证。熟地味甘性温，归肝、肾经，能益精填髓，治疗肝肾精血亏虚之证，"治风先治血，血行风自灭"，补肝肾之血亦可起到补血息风之效。天麻、钩藤降上亢之肝火，熟地能滋补肝肾精血不足，平抑肝阳，三药配合标本同治，益精血，降肝火，使阳有所潜，用于治疗肝肾阴亏、肝阳上亢之证。

【方证要点】本角药平抑肝阳，补益肝肾，用于肝肾阴虚，肝阳上扰之烦躁、失眠、腰困、腿沉、舌瘦、脉寸弦细而长、尺沉无力之证。

【应用体会】韩老师常用此角药治疗肝肾阴虚、肝火上亢之证，临床症见失眠、烦躁、焦虑、易怒、头痛、头晕、潮热盗汗、舌红苔少、脉细数。常用于治疗神经性皮炎、结节性痒疹、皮肤瘙痒症、斑秃、白癜风等属肝肾阴虚，肝阳上亢之烦躁失眠的患者。此证临床多见于老年患者，肝肾阴亏，阴不敛阳，故出现眠少，加上平日思虑过度，暗耗精血，肝血亏虚，肝阳更加难以制衡。本病最显著的特点就是寸脉弦长、关尺沉缓，患者经常会出现头重脚轻的感觉。

【加减变化】根据临床表现可以以此角药为基础进行化裁，如果以肝肾阴亏明显可以加女贞子、墨旱莲、枸杞等滋阴补肾，如果肝阳亢盛明显可以加龙骨、牡蛎、珍珠母、石决明平肝息风，瘙痒明显者可加用蒺藜、皂角刺。

【使用禁忌】本角药仅适用于肝肾阴虚、肝阳上亢的失眠、烦躁、瘙痒难忍等症，禁忌应用于肝经实热之证。

白鲜皮、白蒺藜、白茅根

【组成】白鲜皮 10~15g，白蒺藜 10~15g，白茅根 10~30g。

【功效】清热祛风，除湿止痒。

【主治】风湿热痒。

【组方特点】白鲜皮苦寒，归脾、胃经，清热燥湿，祛风解毒，其燥湿而善走，内达关节，外行肌肤，常用于湿热引起的皮肤瘙痒。白蒺藜味苦性平，归肝经，具有平肝疏风之功效，蒺藜带刺，疏风止痒之效更强，常用于皮肤肥厚、苔藓化明显、伴有抓痕的皮肤瘙痒性皮肤病。白茅根味甘性寒，清热解毒，凉血利尿，多用于毒热入血而致的血热发斑类疾病。"三白"同时使用，但其偏重各有不同，其中白鲜皮偏于清热解毒，除湿止痒，白蒺藜偏于疏肝祛风止痒，白茅根偏于凉血解毒，皮肤病治疗中又有祛湿作用，因白茅根质轻，具有上扬之性，还可用于治疗头面部的血热、湿热之证，如脂溢性皮炎、脂溢性脱发、湿疹等。

【方证要点】本角药清热利湿、祛风止痒，临床以皮肤瘙痒、轻度脱屑、渗液、舌淡红苔白、脉滑为辨证要点。

【加减变化】皮肤渗液、潮红明显者可加黄柏、茵陈、黄芩；瘙痒明显者可加地肤子、蛇床子。

【使用禁忌】本角药仅适用于风、湿、热三邪引起的皮肤瘙痒、脱屑，禁忌于血虚风燥者使用。

黄连、阿胶、肉桂

【组成】黄连5~10g，阿胶5~15g（烊化），黄连5~10g。

【功效】交通心肾，补血安神。

【主治】心肾不交，失眠烦躁。

【组方特点】心居上，属阳属火，肾居下，属阴属水，心火下降于肾，以温肾阳而使肾水不寒，肾水上济于心，以滋心阴而使心火不亢，水火既济，上下阴阳平衡。当心火不能下降，肾水不能上升便出现心肾不交，水火不济，治宜交通心肾。黄连为主药，黄连味苦性寒，入心经，清心泻火除烦，可以制约心火过于亢盛，心火不炽则心阳自能下降交于肾水，肉桂辛甘大热，主入肾经，温肾助阳，引火归原，既可以鼓舞肾气，以壮肾水，肾阳得扶则肾水上承自有动力，水火既济，又可制约黄连苦寒败胃之有余，黄连、肉桂配伍，一阴一阳，一寒一热，一清一温，两者相须为用，交通心肾。阿胶味甘性平，归肺、肝、肾经，为黑驴皮所制，黑如属水，专入肾经，能够滋阴补血，养心安神。三药合用，交通心肾，清心火，壮肾阳，补精血，使阴阳和合，和于精血，周流不息，适用于临床表现为心慌、心悸、心烦、失眠、面红、口苦、咽干、舌瘦尖红、脉细数者。

【方证要点】韩老师常用此药治疗心肾不交引起的各种伴有烦躁、失眠、焦虑、面红、口苦、咽干、舌瘦尖红、脉细数的皮肤病患者。临床最常见于神经性皮炎、结节性痒疹、斑秃、白癜风等和精神因素相关的疾病。神经性皮炎患者发病多因烦躁、紧张、焦虑、作息不规律导致失眠，失眠后夜不能寐，阴阳颠倒，夜间阳不入阴，心火上炎，不能温暖肾水，肾水不能上济以制阳亢，形成恶性循环，心火亢盛耗伤心血，导致精血不足，故治疗时应清心火，壮肾阳，补精血，交通心肾。

【加减变化】心烦失眠明显者可加用竹叶、黄芩、白茅根等清心火，龙眼肉、熟地、当归等补益心血，瘙痒明显者加用蒺藜、皂角刺等。

全蝎、桂枝、黄芪

【组成】全蝎 1~3g，桂枝 6~12g，黄芪 15~30g。

【功效】益气通脉止痛止痒。

【主治】气虚脉阻之痛（痒）。局部皮肤疼痛（瘙痒），以夜间或者阴雨天为甚，面色萎黄，疲乏无力，脉虚、涩。

【组方特点】气能推动血液的运行和疏布，气虚可以出现局部血脉运行不畅，脉络不通，不通则痛，不通则会出现不荣，不荣亦痛，当夜间或者阴雨天时自然界阳气衰减，不能资助体内阳气，气虚表现得更为明显，则疼痛（瘙痒）亦更明显。治宜补气通脉，通则不通，荣则不痛。此组角药全蝎为主药，其味辛性平，归肝经，能息风止痉、通络止痛，全蝎昼伏夜出，善走窜，为血肉有情之品，以其有情之体通脉祛风止痛。黄芪味甘性温，归脾、肺经，能补气升阳，善治气血不足之证。桂枝味辛甘，性温，归心、肺、膀胱经，能发汗解肌，温通经脉，助阳化气。三药合用能补气血不足，温通经脉，通络祛风止痛，全蝎得黄芪相助祛风通络之力源源不断，全蝎得桂枝相助能散寒通脉止痛（痒）。适用于气虚脉阻之证。

【方证要点】本角药适合气虚血瘀之证，临床以局部皮肤瘙痒、麻木、疼痛、疲乏无力、舌淡、脉缓涩为辨证要点。

【加减变化】韩老师常用此角药治疗阳气不足，寒邪入络，脉络不通所致的局部皮肤瘙痒、疼痛之症。带状疱疹后遗神经痛是皮肤科常见病、难治病，多发于老年患者，素体亏虚，治疗不及时或早期治疗使用了大量苦寒之药，伤及阳气，导致气虚，气不能鼓动血液运行，加之寒邪入络，脉络闭阻不通，出现疼痛明显，特别是自然界阳气亏虚之时更甚。韩老师强调治疗带状疱疹后遗神经痛时，要眼里有血瘀，心里不能忘记引起血瘀的原因，气、血、阴、阳亏虚，寒邪、热邪、外伤、久病均可引起血瘀，要观其脉证，知犯何逆，随证治之，思维不可拘泥，方药不可成套，根据具体情况加减。本角药除了适用于带状疱疹后遗神经痛，也可以应用于股外侧皮神经炎、结节性红斑、淤积性溃疡等气虚脉阻之证。

黄精、白及、鸡血藤

【组成】黄精 10~20g，白及 10~15g，鸡血藤 10~15g，外用药量加倍。

【功效】滋阴润燥，养血敛疮。

【主治】阴虚血亏所致的皮肤皲裂、瘙痒、疼痛。

【组方特点】血具有濡养滋润肌肤、保证肌肤正常功能的作用，血虚不能滋养肌肤，肌肤便会出现脱屑、皲裂等表现，自觉瘙痒、疼痛，皲裂明显时可能会影响肌肤的正常生理功能，特别是皲裂出现在手、足及口唇和肛周。治宜滋阴润燥，养血敛疮。黄精味甘性平，归脾、肺、肾经，能滋肾阴、润肺燥，为主药。白及味苦、甘、涩，性寒，归肺、胃、肝经，能收敛止血，消肿生肌敛疮，善治疮疡久不敛口。鸡血藤味苦、甘，性温，归肝经，能行血补血，黄精配鸡血藤能滋阴养血，三者合用能滋阴养血，敛疮生肌，补中寓敛。临床内服适用于血虚风燥所致的各种瘙痒，外用可用于血虚所致的皮肤增厚、皲裂、疼痛等症。

【方证要点】本角药滋阴养血，临床以皮肤干燥、脱屑、皲裂为辨证要点。

【加减变化】韩老师常用此方治疗血虚风燥所致的各种皮肤病，临床表现为脱屑、瘙痒，皲裂、疼痛等。本方外用较多，但剂量较内服加倍，根据皮损变化可以适当化裁，皲裂性湿疹是皮肤科常见疾病，属于慢性湿疹，湿疹起初表现为红斑、丘疱疹、水疱、渗液等，随着病程进展，局部皮肤逐渐增厚、脱屑、皲裂，虽然是慢性湿疹，但表皮棘层海绵水肿始终贯穿于疾病的始终，只是水肿的严重程度不同而已，在临床上就会表现出丘疱疹、水疱、渗液等多种表现，可以和皲裂同时伴发，此时湿邪和血虚风燥同时存在，单纯一味地滋阴养血、润燥敛疮并不是最合适的，应该根据燥与湿占比适当调整，在滋阴养血润燥的基础上加以燥湿，方中可加苍术、黄柏、苦参之类。燥是血虚不能滋润、营养肌肤所致，湿是邪气侵肤，燥是正不足，湿是邪有余，因此养血滋阴润燥和燥湿并不矛盾。临床根据燥、湿共存，占比不同适当调整燥湿和滋阴养血润燥药物的剂量是治疗皲裂性湿疹的关键。

【使用禁忌】本角药滋阴润燥，适合血虚风燥之证，禁忌用于渗液、丘疱疹等湿邪明显的患者。

苦参、黄柏、蛇床子

【组成】苦参 10g，黄柏 10g，蛇床子 12g。

【功效】清热燥湿，杀虫止痒。

【主治】湿热浸淫。皮肤红肿、渗液，瘙痒明显，舌红苔黄腻，脉滑数。

【组方特点】湿为阴邪，重浊黏滞，易阻滞气机，湿邪困脾，则运化无力，湿邪侵犯肌肤则滋水淋漓，湿邪可以郁久化热，亦可和热邪相兼而成湿热。治宜清热燥湿。苦参味苦，性寒，归心、肝、胃、大肠、膀胱经，能清热燥湿、杀虫。陶弘景："恶病人酒渍饮之，患疥者服亦除，盖能杀虫。"黄柏味苦，性寒，归肾、膀胱经，清热、燥湿、泻火、解毒。《神农本草经》："主五脏肠胃中结热，黄疸，肠痔；止泄痢，女子漏下赤白，阴伤蚀疮。"《用药心法》："治疮痛不可忍者。"蛇床子味辛、苦，性温，能燥湿祛风、杀虫止痒，《生草药性备要》："敷疮止痒，洗螆癞。"苦参、黄柏性寒，蛇床子性温，三者合用能清热燥湿，杀虫止痒。

【方证要点】本角药是清热燥湿、杀虫止痒的要药，临床以红肿、瘙痒、渗液明显、舌红苔黄腻、脉滑数为辨证要点。

【加减变化】韩老师常用此角药治疗湿热浸淫肌肤所致的各种皮肤红肿、丘疱疹、水疱、大疱、糜烂、渗液等。本角药可以内服，亦可外用，苦参、黄柏苦寒，内服用药时要注意顾护胃气，适当地加健脾燥湿药物如苍术、白术、猪苓、茯苓、泽泻等，外用可以湿敷，亦可以罨包或者坐浴等，适用于湿热侵淫肌肤引起的湿疹、带状疱疹、足癣、肛周瘙痒、尖锐湿疣、良性家族性慢性天疱疮、间擦皮炎、淤积性溃疡、脂溢性皮炎等。外用时黄柏会出现皮肤染色，引起皮肤、指甲颜色变化，应提前告知患者。外用本角药时可加量至各50g。

【使用禁忌】血虚风燥者禁用。

黄芪、玉竹、红花

【组成】黄芪 20~50g，玉竹 10~15g，红花 10~15g。

【功效】益气养阴，活血消斑。

【主治】气阴不足，面色晦暗。

【组方特点】《得配本草》："黄芪补气，而气有内外之分，气之卫于脉外者，在内之卫气也；气之行于肌表者，在外之卫气也。肌表之气，补宜黄芪，五内之气，补宜人参。若内气虚乏，用黄芪升提于表，外气日见有余，而内气愈使不足，久之血无所摄，营气亦觉消散，虚损之所以由补而成也。故内外虚气之治，各有其道。"故黄芪可补肌表之气。玉竹甘，微寒，归肺、胃经，养阴润燥，生津止渴。红花味辛，性温，善活血通经，《本草正》："达痘疮血热难出，散斑疹血滞不消。"黄芪配玉竹能益气养阴，治疗肌表气阴不足之证，红花活血化瘀，能散肌表瘀滞，故三药合用可治疗气阴不足兼有血瘀的皮肤疾病。临床多用于肌肤颜色晦暗无光泽，或者面色黧黑、肌肤甲错之症。韩老师用本角药治疗黄褐斑。常规用量黄芪为 20~50g，玉竹为 10~15g，红花为 10~15g。

【方证要点】本角药主治气阴不足，临床以形体消瘦、面色晦暗无光泽、脉沉细无力而涩为辨证要点。

【加减变化】气虚明显者可加用党参、白术、西洋参等，阴虚明显者可加熟地、当归等滋阴养血，血瘀明显者可加用川芎、丹参、桃仁等活血，治疗黄褐斑时可加白芷等引经药物同用。

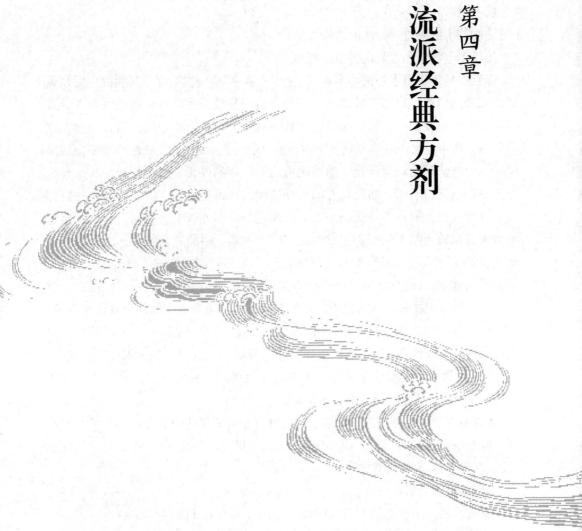

第四章

流派经典方剂

第一节 温阳系列

温阳除痹汤

【组成】当归、熟地、白芍、鹿角胶、桂枝、黄芪、甲珠、红花、浮萍、土鳖虫、螃蟹等。

【功效】温阳益气，活血通络。

【主治】气血亏虚兼血瘀型皮痹病。

【组方特色讲解】中医称本病"皮痹""肌痹""顽皮"等，其病机主要是风寒诸邪浸淫肌肤，凝结腠理，痹阻不通，造成津液失布，日久耗伤气血，导致气血亏损，肌腠失养，脉络瘀阻，皮肤顽硬萎缩。故治疗本病以温补气血、宣疏肌表、活血通络为基本原则。本方重在"补、行、散"，使补血不留瘀，成氏医学认为皮痹病由阳气不足、温煦无力而致，寒邪外袭，凝滞经脉，日久导致血流不畅，瘀滞于肤，筋脉失养而变硬萎缩，血得温则行，得寒则凝，故以桂枝、浮萍入方，取其温经通阳，以助行血之功。本方以温补气血、活血化瘀通络兼宣透肌表为基本原则，据此选用当归、熟地、白芍养血补血，鹿角胶峻补气血，黄芪配当归以补气生血使补而不滞、滋而不腻；甲珠、红花、土鳖虫、螃蟹活血通络，软坚散结，逐瘀破积。螃蟹通络之力更佳；桂枝温经散寒，活血通络；浮萍配桂枝以宣透肌表，且质轻达表，引药直达病所。全方调和营卫，开腠理，通经络，使气血得补，络脉疏通，肌肤得养而获效。方中浮萍有类似麻黄之功，因有黄芪敛汗及诸补血养阴药，药量可用至15~30g，未见不良反应。

【方证要点】皮痹病症见肢体不温，面色淡白，神疲乏力，舌质淡白有瘀点、瘀斑或伴见舌下脉络迂曲，脉沉细。

【加减配伍】寒湿偏胜者加附子、艾叶等，皮肤硬化明显者加皂角刺、螃蟹等，肿胀明显者加黄药子、山豆根等，发于四肢者加伸筋草，发于头面部者加羌活、白芷，累及食管者加壁虎。

【经典案例分析】

谢某，男，36岁，陕西省咸阳市人，1997年9月11日初诊。

主诉：面部、颈部、四肢皮肤硬如皮革4年余。

病史：曾在某医院确诊为系统性硬皮病，用激素、维生素等药治疗病情好转，停药后复发，多求治均未取效而来韩老师处治疗。

刻诊：面部、颈部、四肢皮肤发硬，患处无汗，感觉迟钝，并伴胸闷气短、吞咽困难。

专科检查：面部、颈部、四肢皮肤发硬，呈蜡样光泽，毳毛脱落，皮损呈深褐色，难以捏起。心电图示心肌轻度受损，上消化道钡透示食管蠕动减慢。舌淡红苔白，脉沉细。

西医诊断：系统性硬皮病。

中医诊断：皮痹合并心痹、食管痹。

辨证：气血不足，心脾痹阻。

方药：（1）温阳活血通痹汤加味。当归10g，熟地20g，白芍20g，鹿角胶10g，桂枝20g，黄芪30g，甲珠10g，红花10g，浮萍10g，土鳖虫6g，螃蟹10g，丹参30g，壁虎8g。每日1剂，水煎服，

（2）软皮丸，每日3次，每次6g，口服。

（3）软皮热敷散局部热敷，每日2次，每次30分钟。

用药30天后皮肤即有湿润感，较用药前柔软不少。继守上方加减内服，配合外用药。6个月后皮肤大部分柔软，继守上方加减内服，配合外用药。11个月后皮肤柔软，已恢复弹性，能捏起，知觉明显，已有汗出，毳毛生长良好。续用药4个月，诸症消失，心电图及消化道钡透均示正常。

【按语】硬皮病类似于中医"皮痹""肌痹"等病证，本病的发生是因为营卫不和，气血不通，进则累及脏腑，脏腑失调，阳气虚衰，产生痰凝水聚等病理因素。如《素问·皮部论篇》谓："邪客于皮则腠理开，开则邪入客于络脉，络脉满则注于经脉，经脉满则入舍于脏腑。"近代根据硬皮病临床表现多为阳虚及血瘀证，认为本病病机还包括寒邪阻络、脾肾阳虚、瘀阻络脉。总之，素体虚弱，外邪入侵，痰瘀痹阻，气血运行不畅，肌肤失于营养是引发本病的主要病因病机，阳虚、寒凝是发病的关键。

软皮热敷散（外用热敷方）

【组成】血竭、生艾叶、桂枝、三棱、刘寄奴、料姜石、浮萍、山豆根、土鳖虫、螃蟹、生麻黄、红花、陈皮、川乌、穿山龙、马笼头、穿地龙、断肠草。

【功效】温阳活血通络，散寒祛湿止痛。

【主治】皮痹、冻疮、雷诺病、带状疱疹后遗神经痛、皮肤淀粉样变等。

【组方特色讲解】中医称硬皮病为"肌痹""顽皮""皮痹"等，其病机主要是先天禀赋不足，脾肾阳虚，寒湿凝结腠理，络脉瘀阻不通。韩老师数十年来采用软皮热敷散在病变局部热敷取得很好疗效，无不良反应，明显优于其他疗法。方中川乌、断肠草、穿山龙、马笼头、穿地龙、艾叶等有搜风散寒胜湿、

温中通络、活血散结作用，三棱、刘寄奴、料姜石、浮萍、山豆根、生麻黄、血竭有解毒消肿、软坚散结作用，陈皮理气化痰，红花活血祛瘀生新；桂枝能通利血脉关节，土鳖虫、螃蟹、料姜石可软坚散结，治疗顽痹死肌，防治癌瘤。局限性硬皮病多为局部损害，热敷药具有药力直达病所、就近治疗之优势，故疗效卓著。根据患处皮损形状及范围做成条状及饼状热敷包，每次1包，加黄酒拌湿蒸热后在局部热敷，每次30分钟，每日2次。对于皮损面积较大，通过药物的温热作用使药物直接作用于皮损，直达病所，刺激体表穴位，激发经气，调动经脉，从而起到温阳散寒、疏通经脉、调整脏腑功能、扶正祛邪的作用，经皮肤科几十年的临床实践，对硬皮病、带状疱疹后遗神经痛、冻疮等病的治疗取得了满意成效。

【方证要点】外邪痹阻所致的皮痹、冻疮、蛇串疮。

【加减配伍】寒湿偏胜且伴有疼痛者加附子、独活等，皮肤硬化明显者加透骨草，肿胀明显者加黄药子、山豆根等。

【经典案例分析】

铁某，女，6岁，广东深圳人，2010年2月3日初诊。

代诉：左额眉棱部后达头顶部带状皮肤硬化1年。

病史：患儿于1年前去北京水立方游泳，因为温度过低，又玩得太久，当时就感觉周身发凉。2个月后于左额眉棱部后达头顶部出现皮肤硬斑，无不适感，逐渐扩大而呈带状，颜色加深成褐色，并见皮损处头发脱落，曾按"斑秃"治疗数月未效，遂延韩老师治疗。

专科检查：左额眉棱部后达头顶部有3cm×9cm之带状皮肤硬化，呈蜡样光泽并凹陷，其内毛发脱落，出汗减少，颜色呈暗褐色。

西医诊断：局限性硬皮病。

中医诊断：皮痹。

辨证：寒凝血瘀。

治法：温经活血通络。

方药：(1)采用软皮热敷散局部热敷治疗，每日1次，每次30分钟。

(2)用艾灸患部，每次20分钟，每天2次。

连续治疗3个月，症状明显好转，继用4个月皮肤恢复正常，随访至今未复发。

【按语】局限性硬皮病属于中医的"肌痹""顽皮""皮痹"等范畴，其病机主要是寒邪凝结腠理，络脉瘀阻不通。因患者年幼，服药不便，遂单以软皮热敷散热敷治疗，方中川乌、断肠草、艾叶、穿山龙、马笼头、穿地龙有搜风散寒胜湿、温中通络作用；三棱、刘寄奴、料姜石、浮萍、山豆根、生麻黄、血竭有解毒消肿、软坚散结作用，陈皮理气化痰，红花活血祛瘀生新，桂枝温通经脉，通利血脉关节，土鳖虫、螃蟹、料姜石可软坚散结，治疗顽痹死肌，防治癌瘤。诸药共奏温经散寒、祛风止痛、活血通络、软坚散结之功。热敷药局部使用药力直达病所，故疗效卓著。韩老师临床观察，局限性硬皮病使用本方热敷治疗全部有效，无不良反应，明显优于其他疗法。

第二节　清热系列

消风汤

【组成】金银花、连翘、生地、赤芍、荆芥、防风、羌活、独活、白芷、甘草。

【功效】疏风清热，祛湿止痒。

【主治】风热证，如瘾疹病、湿疮病、日晒疮病、风热疮病、激素依赖性皮炎等。

【组方特色讲解】本方由五组对药构成。金银花、连翘既清热解毒，又能疏散风热之邪，治疗疮毒斑疹。金银花甘寒质轻，能清能散，可表里两清，连翘兼能消痈散结，还有清心除烦、清血热作用。生地、赤芍清热凉血解毒，善祛血分之热。生地质润滋阴，兼能祛瘀，赤芍兼有活血、消痈散肿的作用。荆芥、防风消风止痒是为首选，荆芥善治斑疹、疮肿，兼能理血，防风还可祛湿止痛。羌活、独活祛风除湿止痒，羌活治表治上，发散风寒，通痹止痛，独活治里治下，治疗风寒湿痹。白芷辛温，善于解表止痛，升阳消肿，又能止痒，甘草能入十二经，善于泻火解毒，治疗疮疡肿毒，又可缓急止痛，调和诸药。诸药相伍，清热解毒，祛风止痒，是治疗风热之邪在表的最常用方剂之一。

【方证要点】皮疹色红，灼热瘙痒，伴恶寒发热，咽喉肿痛或遇热加重，得冷则减，舌质红，苔薄白或薄黄，脉浮数或数。

【加减配伍】瘙痒明显者加蝉蜕、白鲜皮、白蒺藜等；病情反复难愈者加僵蚕、全蝎；皮损在上半身者本方去独活；属于日光过敏者加青蒿、地骨皮、茵陈；玫瑰糠疹加紫草、板蓝根；头面部急性过敏性疾病加白茅根、野菊花、鱼腥草等。

【经典案例分析】

马某，女，40岁，住西安市解放路某小区，2014年11月29日初诊。

主诉：全身反复风团瘙痒 3 年余。

病史：患者 3 年来，皮肤反复出现风团，自觉瘙痒，时发时止，发无定时，此起彼消，发无定处，痛苦难耐，以至于夜卧不安，已经数医治疗，遍用中西药物，或有效或无效，均不能彻底治愈，遂来韩老师处求诊。

刻诊：患者躯干、四肢皮肤叠起风团，累累如云，瘙痒无度，面色少华，稍有乏困，食纳尚可，二便尚调。

专科检查：躯干、四肢皮肤遍起淡红风团，皮肤划痕症阳性。舌淡红，舌体胖，苔白薄，脉濡稍数。过敏源检测：螨虫、牛肉、鱼类（＋）。

西医诊断：慢性荨麻疹。

中医诊断：瘾疹。

辨证：风热兼表虚不固。

治法：祛风清热，佐益气固表。

方药：消风汤加味。荆芥 10g，防风 10g，金银花 20g，连翘 10g，赤芍 10g，当归 10g，知母 10g，白鲜皮 20g，地肤子（炒）20g，蝉蜕 10g，浮萍 10g，乌梅 10g，生山楂 15g，生黄芪 15g。每日 1 剂，水煎 2 次混合后早晚分服。

穴位埋线：合谷、曲池、肺俞、脾俞、百虫窝、足三里、天枢等，均取双穴。避免接触相关过敏源及辛辣刺激物。

2014 年 12 月 20 日二诊：患者满面笑容来告，服上药 7 剂后病情明显减轻，近几天来，风团几乎未再发作，诸症若失，夜能安卧，要求巩固治疗。遂以前方 7 剂继进，药尽而安。

【按语】本例患者风团潮红，瘙痒剧烈，以风热郁表论治，治以祛风散热，祛邪外达，又因其发病多年，久病多虚，故佐以益气固表，扶正祛邪。方中荆芥辛温发散，善祛血中之风，防风能发表祛风，胜湿，长于祛一切风，二药相伍，开发肌腠，达邪外出，疏风以止痒。金银花、连翘辛凉疏散风热；蝉蜕、浮萍、白鲜皮、地肤子祛风止痒，知母清热泻火，黄芪益气固表，赤芍、当归养血活血，以达"血行风自灭"之效，乌梅、生山楂味酸敛肤，有抗过敏作用。全方标本兼治，寒温并用，攻补兼施，药证相投，故得佳效。配合穴位埋线的方法，祛风通络，达到"通其经脉，调其气血"的作用，有利于疾病的恢复。

消荨汤

【组成】苍术、厚朴、陈皮、金银花、连翘、荆芥、防风、赤芍、甘草。

【功效】疏风清热，理气合胃。

【主治】风热兼痰湿停滞型瘾疹病。

【组方特色讲解】韩老师根据《内经》中"诸湿肿满，皆属于脾"的论述，认为荨麻疹必兼有痰湿内停、外溢肌肤腠理的病机，若临证中伍用健脾燥湿的方药，可收到出人意料的效果。方为消风汤合平胃散化裁，该方在消风汤祛风清热基础上，去生地、赤芍、羌活、独活加燥湿、理气、化痰之平胃散，以疏风清热，理气和胃。

【方证要点】瘾疹病，症见脘腹胀满，肢体沉重，怠惰嗜卧，伴下利，舌质淡白，舌体胖大，苔白腻，脉浮缓。

【加减配伍】瘙痒明显者加蝉蜕、白鲜皮、白蒺藜等；病情反复难愈者加僵蚕、全蝎；脾胃气虚者加党参、茯苓。

【经典案例分析】

胡某，女，46岁，住陕西省宝鸡市，2014年9月26日初诊。

主诉：全身散在风团伴瘙痒3个月。

病史：患者于2014年6月始，全身反复出现风团瘙痒，因工作原因长期晚饭吃的较晚，伴腹胀、乏力，他医处以补中益气汤合桂枝汤煎服，并配合穴位注射（8月11日）、西药抗过敏药未效；复又更医处以消风汤加白蒺藜、蝉蜕、白鲜皮合荨麻疹丸等治疗，病情仍反复，遂延韩老师诊治。

刻诊：全身风团，此起彼伏，发无定出，面色㿠白少华，肢体困重。

专科检查：全身散在淡红色风团，以躯干为著，皮肤划痕症（＋）。舌质淡胖，苔白厚，脉濡弱。

西医诊断：慢性荨麻疹。

中医诊断：瘾疹。

辨证：痰湿停滞兼外受风邪。

治法：健脾燥湿，祛风散邪。

方药：平胃散加味。苍术10g，厚朴10g，陈皮10g，茯苓30g，炙甘草10g，金银花20g，连翘10g，荆芥10g，防风10g，蝉蜕10g，党参15g。每日1剂，水煎2次混合后早晚分服。

2014年12月6日二诊：诉服上药7剂，第1剂时，因当日全身仍有风团，瘙痒难耐，遂自服依巴斯汀片（苏迪）1粒配合服用中药，痒减之后单服中药，皮疹及瘙痒渐减，数日来几未发作，所苦肢体困重明显，每日下班后双腿如灌铅状，偶有大便稀溏。舌淡胖，苔白，较前变薄，脉濡滑。继以前方加猪苓10g、桂枝9g、炒山药20g巩固。

2014年12月13日三诊：服药7剂，近来风团未作，余症已消，继服以上方 7 剂而愈。

【按语】本例患者脾胃气虚则气血生化无源，卫气不足以御邪，风邪乘虚而入，搏结于腠理而发为瘾疹，加之脾虚失运，水湿由生，故见肢体困重，水为阴邪，易伤阳气，而见脾阳不足之面色㿠白、下利。方用平胃散行气、燥湿、健脾，加用茯苓以除湿利水，消散风团，重用党参合山药增强补益脾肺，使正足则邪自却，荆芥、防风、蝉蜕祛风止痒；桂枝、猪苓温阳利水。复诊时风团瘙痒之症已经近痊愈，用药如兵，进退井然，药证相合，故收捷效。

复方木贼汤

【组成】香附、木贼、连翘、板蓝根、马齿苋、薏苡仁、浙贝。

【功效】清热解毒，活血散结。

【主治】各种疣病，属热毒蕴结证者。

【组方特色讲解】疣乃由腠理不固，湿热邪毒搏结肌肤，瘀阻血络，与营血凝聚，发于肌表；或怒动肝火，肝旺血燥，或血虚肝失所养，致筋气不荣，肌肤不润，局部气血凝滞而成。其发病关键在于热毒与痰瘀结聚于肤，故方中连翘、板蓝根清热解毒，化痰散结消肿，薏苡仁利水渗湿以散结，木贼疏风清热以散结，马齿苋清热解毒，香附行气通络。综观全方，诸药合用从而使气血通畅，结聚消散而痊愈。

【方证要点】疣体多发，伴见口干、咽痛，舌质红，苔薄黄，脉滑数。

【加减配伍】疣体坚硬者加威灵仙、海浮石、皂角刺，疣体较大者加桃儿七、山豆根、蜂房，新发较多者加小剂量麻黄。

【经典案例分析】

马某，男，6 岁，住西安市小皮院，2005 年 6 月 21 日初诊。

其母代述：皮肤出现半球形丘疹近 2 个月，反复加重 3 周。

病史：患儿胸部有"小豆豆"，不定时搔抓，痒痒的，时好时发，大约 3 周左右。病后去某医院治疗，医生用镊子夹，因为孩子怕痛不配合治疗，故未能彻底清除疣体。治疗约 3 周后，发现小腹部、两腋下、两腿根部、阴囊又出现同样的"小豆豆"，剧烈瘙痒，特寻求中医治疗。

专科检查：上胸、背、小腹、两腋下、两腿内侧、阴囊可见珍珠样丘疹，单个分布，互不融合，近百个，丘疹中心陷凹似脐窝，有的丘疹周围发红、肿胀、化脓。

西医诊断：传染性软疣。

中医诊断：鼠乳。

辨证：热毒瘀结。

治法：清热解毒，活血散结。

方药：（1）祛疣汤：香附8g，木贼8g，连翘8g，板蓝根8g，马齿苋8g，薏苡仁15g，麻黄5g，浙贝5g。每日1付，水煎2次滤渣取汁约150ml，早晚饭后分服。

（2）外用：香附、木贼、连翘、板蓝根、马齿苋、山豆根、土贝母各20g，桃儿七、蜂房各20g。先将中药浸泡30分钟，煎20分钟，连煎2次滤渣取汁约1000ml，待温分次外洗。再于软疣顶部涂上自制水晶膏（《医宗金鉴》方），丘疹周围发红、肿胀、化脓处敷以金黄膏（《外科正宗》方）。

2005年6月27日二诊：治疗6天后再无新皮疹出现，原有皮疹开始萎缩，瘙痒明显减轻。

2005年7月4日三诊：遵上法再用1周，原有皮疹完全消失，现停用外用方法，再服用1周内服药巩固疗效。

1个月后随访未复发，告愈。

【按语】传染性软疣为临床常见病，系病毒所染，好发于小儿。在治疗方法上西医多采用镊子夹除、激光等物理疗法，患者幼小畏痛常不配合治疗。中医认为此病为外感湿热毒邪所致，在治疗上有很多优势与特色。根据年龄当选择简单、疗效好、小孩容易接受之法。本案以祛疣汤内服、外洗，再于软疣顶部涂上水晶膏，先后治疗2周有余，病告痊愈，不失为治疗软疣之良法。

半枝莲方

【组成】半枝莲、荆芥、防风、蒲公英、紫花地丁、紫草、萆薢、野菊花、蝉蜕、白鲜皮、蛇床子、地肤子。

【功效】清热祛风。

【主治】血热兼风型白疕。

【组方特色讲解】半枝莲清热解毒，蒲公英、紫花地丁清热解毒，消痈通淋，荆芥祛风解表止痒，防风祛风湿，止痹痛，白鲜皮、蛇床子、地肤子清热祛风，燥湿杀虫止痒，野菊花、紫草清热凉血解毒，紫草又可透疹，萆薢祛风湿，止痹痛，蝉蜕搜风止痒。全方以清热祛湿、凉血解毒、祛风止痒为主要功效，是治疗风热毒邪引起的皮肤病最常用方剂之一。

【方证要点】自觉瘙痒明显，皮损基底潮红，可伴有咽喉泛红，或红肿，或干痛，溲赤便干，舌红苔黄，脉数或浮数。

【加减配伍】寻常型银屑病，进行期，证属风热型，皮损泛发全身，红斑，丘疹，大量脱屑，自觉剧烈瘙痒，舌质红，脉滑数有力，加白茅根、丹参；瘙痒剧烈加白蒺藜、合欢皮；皮损基底暗红，鳞屑厚积，加威灵仙、三棱；血热较盛者加水牛角、槐米等。此方被列入陕西省中医医院皮肤科银屑病（风热型）路径治疗用药第一方。

【经典案例分析】

张某，男，24岁，2013年6月24日初诊。

主诉：全身散在鳞屑性红斑伴瘙痒半年。

病史：患者于半年前无明显诱因出现全身鳞屑性红斑，屡经中西药物内服外用，疗效不佳，近来皮损逐渐增多，遂来求治。

刻诊：食眠可，二便调，全身散在红斑，上覆盖鳞屑，自觉瘙痒，舌质红，苔薄白，脉数。既往身体健壮，嗜食辛辣油腻。

专科检查：全身皮肤散在扁豆至瓶盖大小红色鳞屑斑片，部分融合成片，以躯干为著，皮损基底潮红，可刮出鳞屑，有薄膜现象，Auspitz征阳性。

西医诊断：寻常型银屑病。

中医诊断：白疕。

辨证：风热外犯。

治法：清热祛风。

方药：（1）半枝莲方加味。半枝莲12g，荆芥10g，防风10g，白鲜皮20g，地肤子20g，蛇床子15g，萆薢10g，紫草10g，蒲公英20g，蝉蜕10g，野菊花20g，紫花地丁20g，丹参20g，槐米10g，白芍20g。每日1剂，水煎2次混合后早晚分服。

（2）愈银片（医院制剂），每日2次，每次2g，饭后服。

（3）龙珠软膏外涂，每日2次。

2013年7月8日二诊：诸症好转，继以前方治疗。

2013年9月2日三诊：上方随证加减服药近2个月，皮疹消退，留褐色色素沉着，临床治愈。继以前方7剂巩固治疗。

【按语】本例患者素食辛辣油腻，湿热蕴积，营血热盛，热盛于内则易与六淫中风热之邪相召引，内外搏结，致营血郁滞，肌肤失荣，故发为红斑鳞屑，热盛生风，风动作痒，故见皮肤瘙痒。又湿热胶结黏腻，难解难散，故病情反复，缠绵难愈。其症状表现特点在于瘙痒。病机特点以风热为关键，又兼湿邪。故方中以半枝莲、野菊花、紫花地丁、蒲公英质地轻清之品清热解毒，而无苦寒凝滞热邪、阻滞气机之弊；荆芥、防风、蝉蜕辛散达表，透散风热；地肤子、白鲜皮、蛇床子祛风除湿止痒；槐米、萆薢清热除湿，使湿去则热易散；紫草清热凉血，活血解毒，加丹参、白芍养血活血，血行则风灭。合愈银片以增其清热祛风、活血化瘀之功。治疗中以祛邪为主，外散风热，内清湿热，兼和营血，药证相合，故病得速除。

第三节　燥湿系列

生地榆方

【组成】生地榆30g，山豆根30g，苦参30g，威灵仙30g，黄柏30g，千里光30g，生百部30g，艾叶15g，花椒10g，商陆30g。

【功效】清热解毒，除湿通络，祛风止痒。

【主治】银屑病、掌跖脓疱病等，辨证属风热郁表，血热风燥，或热毒瘀络者。

【组方特色讲解】方中生地榆凉血止血，清热解毒，消肿敛疮，《药品化义》谓其"解诸热毒痈"。《本草正义》言："地榆苦寒，为凉血之专剂"，为方中主帅。山豆根、黄柏清热燥湿，泻火解毒；苦参、生百部、花椒、艾叶祛风除湿，杀虫止痒；威灵仙祛风湿，通经络，消痰涎，散癖积，《中药古今应用指导》说本品："辛散善行，走而不守，温可通利，能通行十二经络，既可透肌达表，祛在表之风邪，又能宣壅导滞，化在里之湿滞，可宣可导，散寒通络。"千里光清热解毒，疗疮止痒。诸药相合外用，共奏清热解毒、除湿通络、祛风止痒之功，故对银屑病类皮肤病尤为适宜。商陆属利尿逐水峻药，外用能解毒消肿散结，治痈肿疮毒。《本草求真》谓："商陆辛酸苦寒有毒，功专入脾行水，其性下行最峻，有排山倒海之势，功与大戟、芫花、甘遂相同，故凡水肿水胀、瘕疝痈肿、喉痹不通、湿热蛊毒恶疮等症，服此即能见效。"可见商陆外用确有治疗疮癣、恶疮之功用，故加用商陆以冀提高疗效。

【方证要点】本方为治疗银屑病、掌跖脓疱病的外洗及药浴方药。《外科大成》云："白疕，肤如疹疥，色白而痒，搔起白屑，俗称蛇虱，由风邪客于皮肤，血燥不能荣养所致。"因银屑病及掌跖脓疱病等多由风热郁表，或血分热盛，或伤及阴血，血燥生风，或热盛生风，热腐成脓，或风湿热瘀相互胶结，病久难愈，故治宜清热解毒，除湿通络，祛风止痒。

【加减配伍】若无明显瘙痒症状，则可去艾叶、花椒。若皮肤干燥、皲裂，鳞屑较厚，可在洗浴之时在药汤中加适量麦麸。

【经典案例分析】

张某，男，40岁，工人，2014年11月29日初诊。

病史：半年前无明显诱因于头皮、躯干部出现散在红色斑疹，未予重视，后皮疹逐渐增多，遂在当地门诊部给自制药品（成分不详）内服外用，病症未见好转。

刻诊：全身皮肤大片潮红斑片，上覆白色肥厚干燥鳞屑，松动易脱落，头皮鳞屑堆积，头发成束，自觉瘙痒剧烈，食纳可，口唇干红，二便尚调，舌绛红，苔少欠润，脉数。

中医诊断：白疕。

辨证：热毒炽盛，血热风燥。

治法：清热解毒，活血祛风。

方药：（1）生地榆、山豆根、威灵仙、苦参、黄柏、百部、商陆各30g，川椒、艾叶各10g，加水3000ml，浸泡30分钟以上，大火烧开，小火煎煮20分钟，滤渣取汁，将药液加入到水温39℃木桶中，患者坐位，水位不能超过患者心脏位置，浸泡30分钟，浸泡期间禁止用手搔抓或者搓洗皮屑。

（2）半枝莲12g，荆芥10g，防风10g，白鲜皮12g，地肤子15g，蛇床子12g，萆薢10g，紫草20g，蒲公英20g，蝉蜕10g，野菊花20g，地丁20g，威灵仙10g，白芍20g，商陆10g。每日1剂，水煎2次早晚饭后服。

2014年12月6日二诊：病情无明显变化，舌脉同前。前方加合欢皮20g、蚤休15g继服。

2014年12月20日三诊：服上药7剂，中途因感冒发烧并腹泻，静脉输液头孢3天，期间停服中药，现感冒诸症已愈。查除双下肢外，其余部位皮损均有所变薄，颜色变淡，瘙痒也明显减轻。上方加木瓜10g继进。

2015年1月1日四诊：皮损瘙痒感已消，仅下肢有少量鳞屑斑片，舌红苔薄白，脉数。

溻洗散

【组成】生地榆、苦参、苍术、黄柏、马齿苋、白矾6味。

【用法】诸药共研为粗粉，装包备用，200g/包。

【功效】清热解毒，除湿杀虫，收敛止痒。

【主治】手足癣、湿疹、股癣、疥疮等。

【组方特色讲解】方中苍术性温，味辛、苦，功能燥湿健脾，祛风散寒。黄柏味苦、性寒，《神农本草经》中记载黄柏："主治五脏肠胃中结气热，黄疸，肠痔，止泄痢，女子漏下、赤白，阴阳蚀疮”，具有清热燥湿、泻火解毒之功。苦参味苦、性寒，具有清热燥湿、杀虫利尿之功。《名医别录》：“地榆，味甘，酸，无毒。止脓血，诸瘘，恶疮，热疮”，与马齿苋味酸、性寒相伍，共同发挥清热凉血解毒的作用。白矾气微，味酸、微甘而极涩，主要含硫酸铝钾，具有祛痰、燥湿、止血、止泻功效。诸药合用共奏清热解毒、除湿杀虫、收敛止痒之功。

【方证要点】本方所治病证属于中医学“鹅掌风”“脚湿气”“湿疮”“浸淫疮”“阴癣”“虫疥”等范畴，其证多为湿热蕴肤或虫毒作痒。湿邪侵入肌肤，郁结不散，与气血相搏，多发生疱疹、瘙痒、渗液、糜烂，常患病于下部，湿邪与热邪相合，浸淫四窜，滋水淋漓，病程缠绵，难以速愈。虫邪入侵人体，可出现皮肤瘙痒甚剧，病症具有传染性，本方针对湿、热、虫、毒立法组方，可获良效。

【加减配伍】发于阴部加蛇床子、百部、黄柏；瘙痒剧烈加白鲜皮、地肤子；角化过度加米醋。

【经典案例分析】

韩某，女，45岁，2014年11月10日初诊。

病史：半年来肛周皮肤瘙痒，曾外用痔疮膏、皮康王、中药五苓散加味煎服，口服枸地氯雷他定片等，短时有效，但停药复发。

刻诊：肛周皮肤潮湿，可见局限性浸润性潮红斑片，边界清楚，散在渗出结痂及抓痕，伴有多梦，月经量少，经来腰痛、乳房疼痛，平素烦躁易怒，面部对称性黄褐色色素沉着，以两颧部为著。舌淡黯苔薄白，脉滑。

中医诊断：肛周湿疮。

辨证：肝郁脾虚，湿热下注，湿聚生虫。

治法：内治以疏肝和脾，清利湿热；外治以除湿解毒，杀虫止痒。

方药：（1）牡丹皮10g，栀子10g，柴胡10g，当归10g，白芍20g，白术10g，茯苓20g，生甘草6g，玫瑰花10g，生薏苡仁20g，萆薢10g，蛇床子10g，凌霄花10g。每日1剂，水煎2次混合后早晚饭后服。

（2）蒺藜丸（医院制剂），每次6g（30丸），每日2次，饭后服。

（3）溻洗散，水煎取汁待凉后外洗，每日2次，每次20~30分钟。

2014年11月26日二诊：服药14剂，患者喜形于色，诉诸症减轻，肛周瘙痒显著缓解，自觉舒适，已经不再有潮湿感，且面部色斑明显减淡、缩小，面色也较前有光泽，近日夜寐欠安，要求继续用药调治以防反复。效不更方，继以前方加酸枣仁20g。

加减服用20余剂而愈。

第四节 润燥系列

养血润肤汤

【组成】当归、黄芪、黄芩、天冬、麦冬、生地、熟地、白芍、赤芍、甘草。

【功效】养血润燥。

【主治】鱼鳞病、皮肤瘙痒症、荨麻疹、干性脂溢性皮炎、角化型湿疹、银屑病等证属血虚风燥的皮肤病。

【组方特色讲解】养血润肤汤主要用于血虚风燥而致的皮肤病。方以当归、黄芪为君药，取当归补血汤之意，当归补血、活血、调经、止痛、润肠，黄芪甘温纯阳，补诸虚不足，益元气，壮脾胃，与当归相合，能补气生血；天冬、麦冬养阴润燥，生地清热凉血，养阴生津，熟地补血滋阴，益精填髓，诸药配合，清热养阴，补血生津。白芍养血补血，平肝，益脾，敛肝阴，赤芍清热凉血，散瘀止痛，白芍土中泻木，赤芍血中活滞，两药配合，补而不滞。黄芩苦寒，清热燥湿，泻火解毒，佐制诸药之温燥，甘草调和诸药。诸药合用，共奏养血润燥之效。

【方证要点】本药对于辨证属血虚风燥的角化型疾病如角化型湿疹、掌跖红斑角化症最为适用，对于辨证属湿热浸淫或皮损临床表现有渗出者则不宜使用，或根据辨证配合其他方药使用。

【加减配伍】虚火明显者，加知母、黄柏、玄参等；脾虚气滞者，加白术、砂仁、陈皮等。

【经典案例分析】

杨某，女，72岁，2018年12月10日初诊。

主诉：全身皮肤瘙痒1年余。

病史：患者1年前无明显诱因出现全身皮肤瘙痒，外院以"皮肤瘙痒症"予口服多种西药"止痒药"治疗，具体不详。

刻诊：纳可，夜休差，大便干，2~3日1行，小便自利，舌质暗淡，苔少，脉细。

专科检查：未见原发皮损，全身见散在抓痕、血痂，皮肤干燥。

西医诊断：皮肤瘙痒症。

中医诊断：风痒症。

辨证：血虚风燥。

治法：养血润燥，祛风止痒。

方药：（1）当归 10g，黄芪 15g，黄芩 10g，天冬 15g，麦冬 20g，生地 20g，沙参 20g，地骨皮 15g，熟地 15g，白芍 15g，赤芍 10g，甘草 6g。每日 1 剂，水煎服。

（2）外用润肤膏（自产制剂），随时。

二诊：上方治疗 1 周，自诉瘙痒明显减轻，皮肤干燥症状缓解，大便干症状减轻，2 日 1 行，原方加芒硝（烊化）6g 继服。

三诊：服用 7 剂后，皮肤瘙痒感基本消失，大便不干，1 日 1 行。前方去芒硝。再进 7 剂，痊愈停药。

复方白及散

【组成】白及、威灵仙、生地榆、白鲜皮、苦参、当归、黄精。

【功效】养血润肤，祛风止痒。

【主治】角化型湿疹、红斑角化症等干燥性皮肤病。

【组方特色讲解】复方白及散为陕西省中医院皮肤科系列外用制剂之一，方剂来源于韩世荣教授临床 40 余年的经验总结，主要用于血虚风燥而致的皮肤病。本方以白及为君药，白及苦、甘、涩、寒，归肺、胃、肝经，功能收敛止血，消肿生肌，外用润燥，托疮生肌。当归、黄精为臣药，功能养血益气，补血生肌。威灵仙辛散温通，性猛善走，通行十二经脉，外用亦有软坚散结通络作用，生地榆外用解毒敛疮，可治各种疮疡肿毒，共为佐药。白鲜皮、苦参为使药，清热燥湿，祛风止痒，兼制君臣佐药之滋腻。诸药合用，具有养血润肤、祛风止痒之功。临床治疗中外用制剂能直达病所，作用直接，再加上不通过肝肾代谢，更易被患者接受。

【方证要点】本药对于辨证属血虚风燥的角化型疾病如角化型湿疹、掌跖红斑角化症最为适用；对于辨证属湿热浸淫或皮损临床表现有渗出者则不宜使用，或根据辨证配合其他方药使用。

【加减配伍】本方为成药制剂，不需加减使用。

【使用禁忌】对本品过敏者禁用，过敏体质者慎用。

【经典案例分析】

高某，女，31 岁，2019 年 3 月 22 日初诊。

主诉：掌跖皮肤红斑、皲裂 5 年余。

病史：患者 5 年前无明显诱因先于双手掌出现对称红斑，伴瘙痒，未予重视。5 年间反复发作，自行于药店购买药膏治疗，具体不详，疗效不理想。1 年前双足开始出现类似症状。近期手足皮肤皲裂现象严重，疼痛、出血，影响行走，遂来就诊。

刻诊：纳可，夜休可，大便调，小便自利。舌质淡，苔少，脉细。

专科检查：掌跖散发淡红斑，界限欠清，大量皲裂、出血，以指（趾）腹及足弓部位更为严重。

西医诊断：角化型湿疹。

中医诊断：湿疮病。

辨证：血虚风燥。

治法：养血润燥，祛风止痒。

方药：（1）复方白及散，外用溻渍，2 次 / 日。

（2）润肌皮肤膏，外用，封包，2 次 / 日。

二诊：上方治疗 2 周，皮肤皲裂及出血现象基本消失，红斑消退不明显，将润肌皮肤膏调整为外用芩连膏（自产制剂），2 次 / 日。继续外用复方白及散溻渍。

三诊：皮损基本消退，嘱其继续外用复方白及散 2 周后停药，2019 年 9 月随访未复发。

第五节　活血系列

祛斑玉容丸

【组成】柴胡 30g，当归 50g，白芍 75g，玉竹 100g，黄芪 100g，茯苓 50g，白术 50g，红花 30g，郁金 50g，牡丹皮 50g，青蒿 100g，栀子 30g，薄荷 30g，甘草 30g。

【功效】疏肝健脾，活血祛斑。

【主治】肝郁脾虚引起的黄褐斑。

【组方特色讲解】祛斑玉容丸为陕西省中医院皮肤科系列制剂之一，方剂来源于韩世荣教授临床 30 余年的经验总结，主要用于肝郁脾虚而致的黄褐斑。本病的形成主要与肝郁脾虚有关，情志不畅，肝失条达，横克脾土，脾失运化，不能上荣与面，致使色素沉着形成。女性感情脆弱，易发生情志不畅，且"女子以肝为先天"故本病多好发于女性。本药制方以此为依据，选用丹栀逍遥散化裁以内调肝脾、外养肌肤的目的。方中柴胡、当归、白芍、玉竹共为君药，柴胡疏肝解郁，当归、玉竹养阴补血，玉竹尤为祛斑容颜主要药，诸药配合，补肝体而助肝用；黄芪、白术、茯苓健脾渗湿，栀子、青蒿清肝胆虚热而又有抗光敏作用，牡丹皮、红花、郁金解郁以退斑，共为臣药；加薄荷为佐药，助本方之疏散条达；甘草健脾并调和诸药，是为使药。诸药合用，具有疏肝健脾、祛斑容颜之功。本病临床治疗往往非短期而能奏效，故制成丸剂，便于患者长期服用，缓以收功。

【方证要点】本药对于黄褐斑证属于肝郁脾虚者最为适用；对于辨证属肝肾不足、肾阴不足、脾胃虚弱及气滞血瘀者则不宜使用，或根据辨证配合其他方药使用。

【加减配伍】黄褐斑属于慢性损容性皮肤病变，为提高疗效，对于病久不愈，证属气滞血瘀者，可兼服景天祛斑胶囊，还可配合面部刮痧、面针和中药面膜等中医外治法。本病多与肝、脾、肾三脏功能失调有关，临床可根据辨证配合其他中成药加强疗效。若见脾虚明显者，可兼服归脾丸；肾阴虚明显者，可加服六味地黄丸或杞菊地黄丸；兼肾阳不足者，可兼服金匮肾气丸等。

【使用禁忌】避免日光曝晒，忌食光敏性食物，如黄花菜、木耳、芹菜。

祛疣三合汤

【组成】桃仁10g，红花10g，当归10g，川芎10g，赤芍10g，熟地12g，香附15g，木贼10g，薏苡仁30g，板蓝根20g，连翘15g，生麻黄8g，杏仁10g，甘草10g。

注：桃红四物汤加麻杏苡甘汤加香附木贼汤，三方合用，故名三合汤。

【功效】活血散结，解毒祛疣。

【主治】扁平疣、尖锐湿疣、寻常疣等各种疣类皮肤病。

【组方特色讲解】祛疣三合汤由桃红四物汤、麻杏苡甘汤与香附木贼汤（源自陕西中医学院外科教研室皮肤病组，由香附、木贼、生薏苡仁、板蓝根、连翘组成）三方相合而成，主要用于治疗辨证属湿毒瘀结肌腠的疣类皮肤病。方中桃红四物汤活血化瘀，香附木贼汤清热解毒，活血散结，麻杏苡甘汤解表祛湿，开发腠理，宣透风热，引诸药外达，祛散盘结肌肤之湿毒。其中生薏苡仁、木贼、香附、板蓝根、连翘均有良好的抗病毒作用，为治疗疣病的必用药。诸药相合，专去标实，共奏活血散结、解毒利湿之功，故能达到消除赘疣的目的。

【方证要点】本方对于各类疣类皮肤病辨证属于实证者最为适宜，对于身体虚弱，因"虚则生"的疣病则不宜使用。

【加减配伍】临证运用本方时，久病多瘀，若病久难愈，皮损色暗坚实者，加三棱、莪术，破血逐瘀，以速病愈，或加三七冲服，益气散瘀，兼能解毒，或加浙贝母、生牡蛎化痰散结，甚或加穿山甲攻坚通瘀，以速去其标实；若气血不足，正虚邪恋，而既往体质尚可者，加党参、黄芪益气扶正，正足邪自去。扁平疣病在颜面者，加桔梗载药上行；外阴部尖锐湿疣加蛇床子以引诸药直达病所。

【使用禁忌】服用本方时宜忌食肥甘油腻等生痰之品，儿童及体质偏弱者宜酌情减量，妇女经期暂停服用。

【经典案例分析】

王某，女，42岁，2014年10月5日初诊。

主诉：颜面及双上肢散在扁平丘疹近2年。

病史：患者2年前始于面部出现扁平丘疹，曾经某医院诊为扁平疣，给西药口服胸腺肽，外用干扰素凝胶、维A酸乳膏等药均无明显效果，皮疹逐渐增多，并播散至双侧手背及前臂部位，遂来我院诊治。

刻诊：食眠可，二便调，月经色暗，夹少量黑色血块，余无不适。舌体胖大，舌质淡暗红，苔薄白，脉弦。

专科检查：患者颜面、双上肢及手背散在粟粒至绿豆大小扁平丘疹，部分皮损呈线状排列，疹色淡褐至暗褐色，基底皮色正常。

西医诊断：扁平疣。

中医诊断：扁瘊。

辨证：湿毒瘀表。

治法：消瘀散结，清热解毒。

方药：桃仁10g，红花10g，当归10g，赤芍10g，川芎10g，生地15g，板蓝根20g，连翘15g，生薏苡仁20g，香附15g，木贼10g，桔梗10g，浙贝母10，生麻黄6g，生甘草10g。每日1剂，水煎服。

二诊：上方治疗月余，未见明显效果，原方加穿山甲（冲服）6g继服。

三诊：服用7剂后，疣体即见增多，皮损部出现瘙痒感，部分皮损出现脱皮。

再进7剂，疣体尽消，留淡红至淡褐色沉着斑而痊愈。

第五章

流派优势病种
诊治经验

第一节　硬皮病

硬皮病，是一种以局限性或弥漫性皮肤及内脏器官结缔组织纤维化或硬化，最后发展至萎缩为特点的皮肤病。

根据硬皮病的临床表现，常将其分为局限型和系统型两类。局限型硬皮病主要表现为局限性的皮肤硬化萎缩，根据其病程可分为水肿期、硬化期及萎缩期，病变可累及皮肤、滑膜、肌腱、骨骼等组织，引起患部形态及功能的异常。系统型硬皮病又称为系统性硬化症，除皮肤，或者皮下组织外，尚可累及内脏，特别是上消化道、肺、肾、心、血管系统等，引起相应脏器的功能不全。

硬皮病在中医学并没有相应病名，根据硬皮病的临床表现，一般将其归为中医"痹证"的范畴，古代医家据其病变发展的不同阶段又有"皮、肌、筋、骨、脉五体痹""肝、心、脾、肺、肾五脏痹"等，《素问·痹论篇》中最早有"皮痹"的记载，类似本病，"以秋遇此者为皮痹"，"皮痹不已，复感于邪，内舍于肺。"隋代《诸病源候论·风湿·痹候》："风湿痹病之状，或皮肤顽厚，或肌肉酸痛。"清代《医宗金鉴·杂病心法要诀》："久病皮痹，复感于邪，见胸满而烦喘咳之证，是邪内传于肺，则为肺痹也。"由于某些病名与其他风湿免疫类疾病重叠，故现代医家将硬皮病统称为"皮痹"。

"邪之所凑，其气必虚"，风寒湿邪合而侵犯人体，使经络不通，营卫凝涩，肌腠失养，脉络瘀阻，皮肤顽硬萎缩，则形成皮痹，而脏腑内损，正气不足，腠理不密，卫外不固则是引发皮痹的内在因素。《济生方·痹》亦云："皆因体虚，腠理空疏，受风寒湿气而成痹也。"其中，脾为后天之本，气血生化之源，肾为后天之本，一身阳气之根，故脾肾阳气亏虚是皮痹发生的根本。综上所述，硬皮病的病机为本虚标实，以风寒湿邪为外因，以营卫不和，特别是卫气的不足为内因，以脾肾阳虚为根本，而经脉闭阻是硬皮病形成基本病机，存在于皮痹的整个病程之中。在临床实践中，罕有热证或湿热之证，随着病久邪气深入，正气日损，后期常有脏腑气血阴阳俱病，甚至死亡。

（一）辨证思路

根据皮痹（局限性硬皮病）的皮肤表现，常分为肿胀期、硬化期和萎缩期。肿胀期由于禀赋不足，脾肾阳虚，腠理不密，卫外不固，痹邪客于肌肤，瘀阻络脉，阴血凝滞，"血不利则为水"，水液停聚成痰，蕴结肌肤腠理，故见皮肤苍白浮肿、皱纹消失等，本期病机以邪实为主。硬化期由于寒湿痰瘀闭阻经络，瘀滞血脉，凝结肌腠，气血失和，肌腠失养，故见皮肤肌肉变硬，不能捏起，有蜡样光泽，感觉迟钝或消退等，病机以虚实夹杂为主。萎缩期由于在病机上常同时兼见多个方面，如脾肾阳虚，则阳虚肌肤失煦，气血化生乏源，或病久多瘀，瘀血不去，新血不生，或正邪相争，气血双亏，脏腑虚衰，或痰瘀阻络，气血营卫失荣，肌肤腠理失养，故临床见肌肤萎缩，甚至贴伏于骨面，僵硬如革，形寒肢冷，面色苍白等，病机以正虚为主。

五脏痹（系统性硬皮病）多由皮痹失治误治转化而来，亦有初次发病即为系统性者。其形成的因素是正气不足，阳气衰微，寒湿之邪由表入里，波及脏腑，为病情加重的表现。五脏痹可以单独发生，亦可交叉混合出现，最常见的是脾痹与肺痹先后发作或者同时发生。

皮肤属阳，五脏属阴，痰瘀诸邪胶结肌肤，闭阻阳络，经过及时得当的调治，或脏气充实，则邪气易于蠲除而逐步向好。韩老师临证观察，五脏痹证中，脾痹最为常见，其次为肺、心、肾脏的痹证，而肝痹比较少见。根据《素问·痹论》所说："五脏皆有合，病久而不去者，内舍于其合也"，韩老师认为若皮痹不已，复感于邪，内舍于肺，则成肺痹，临床可见咳嗽、呼吸困难等，相当于西医的肺纤维化等；若肌痹不已，复感于邪，内舍于脾，则成脾痹，临床可见吞咽困难，或伴呕吐、上腹部饱胀或灼痛感等，也可见食欲不振、腹痛腹胀、腹泻与便秘等，相当于西医学食管胃蠕动减慢，排空降低等表现；如筋痹不已，复感于邪，内舍于肝，则成肝痹，相当于硬化症性肝病；如脉痹不已，复感于邪，内舍于心，则成心痹，可见胸闷、心悸、气短等，相当于西医心包及心肌纤维化，检查有心动过速、心包积液、心肌缺血、S-T段下移等表现；而骨痹不已，复感于邪，内舍于肾，则成为肾痹，相当于硬皮病肾，临床表现为肾功能异常，蛋白尿、血尿等，余以此类推。

（二）治疗方案

1. 内治法

本病基本病机为本虚标实，治疗应以扶正祛邪为原则，以温阳益气治其本，蠲痹散结治其标，疏通脉络法作为基本治法贯穿于治疗始终。临证时，韩老师常将本病分为以下三型治疗。

（1）寒湿犯肤证

症状：皮肤肿胀，自觉微胀、痒感或无症状，部位不定，触之不温，肢冷畏寒，遇寒加重，得温则减，皮肤蜡样光泽，舌淡，苔薄白，脉紧。皮肤紧张略有肿胀、肤冷肢寒、舌淡苔白为本证的辨证要点。

辨证：卫外不固，邪客肌肤。

治法：散寒除湿，活血通络。

处方：当归四逆汤加味。

当归10g，桂枝20g，白芍20g，炙甘草6g，通草6g，细辛3g，黄芪30g，艾叶6g，积雪草10g，浮萍6g，合欢皮20g，生姜10g。

加减：如兼脾气虚弱者，加黄芪、党参；肾阳不足甚者，配附子、干姜；兼肌肤蕴热者，合白茅根、蝉蜕等；脉络久闭者，伍蜈蚣、全虫等。

分析：此型类似于局限性硬皮病初期和系统性硬皮病肿胀期。本型患者素体体虚，寒邪凝滞，血行不利，阳气不能达于四肢末端，营血不能充盈血脉而致病。方中当归甘温，养血和血；细辛温经散寒，助桂枝温通血脉；白芍养血和营，助当归补益营血；通草通经脉，以畅血行；黄芪甘温益气，补在表之卫气。桂枝散风寒而温经通痹，与黄芪配伍，益气温阳，和血通经；桂枝得黄芪益气而振奋卫阳；黄芪得桂枝，固表而不致留邪；芍药养血和营而通血痹，与桂枝合用，调营卫而和表里。

（2）气虚血瘀证

症状：皮损板硬如革，伴有蜡样光泽，出汗减少，麻木不仁，根据受累皮肤部位不同，可产生表情固定，眼睑不合，鼻尖耳薄，口唇缩小，唇周凑着密布，舌短难伸等，伴面晦少华，唇色黯淡，倦怠乏力，畏寒肢冷，舌质淡胖，有瘀斑或紫黯，脉细涩。

辨证：脉络痹阻，肌肤失养。

治法：温阳益气，活血通络。

处方：补阳还五汤加味。

桃仁10g，红花10g，熟地20g，当归10g，赤芍10g，川芎10g，积雪草10g，螃蟹10g，桂枝10g，细辛3g，生黄芪30g，党参20g，石斛15g，王不留行10g，蜈蚣2条，土鳖虫6g。

加减：气虚甚者黄芪用至60g，以益气固本；病在上肢者加姜黄10g以引经并加强活血之功；在下肢者加川牛膝10g导药下行；在腰胁部加续断30g以补肾强腰膝；在头面部者加白芷10g导药上行；畏寒肢冷、阳气衰微者加附子10g以温养心脾，且附子能通十二经，更切病机。

分析：此型多见于硬皮病硬化期。

（3）脾肾阳虚证

症状：皮肤萎缩变薄，甚至紧贴于骨骼，呈木板样硬片，皮损部毛发脱落，状如涂蜡，可伴有面晦无华，畏寒肢冷，无汗，腰膝酸软，少食纳呆，腹胀便溏，舌质淡，苔薄白，脉沉细无力。

辨证：脾肾两虚，阴阳不调，气血瘀滞。

治法：温补脾肾，活血通络。

处方：温阳通痹汤加味。

当归10g，黄芪30g，熟地15g，白芍15g，鹿角胶（烊化）10g，桂枝10g，穿山甲（炒，先煎）10g，红花6g，浮萍10g，水蛭6g，附子10g，麻黄8g，干姜10g。

加减：若见形寒肢冷、神疲懒言、小便清长等，辨证属脾肾不足者，可重用附子、桂枝、干姜、黄芪、仙灵脾、红参之类；若逢夏季，及见咽喉干痛以及鼻衄者，则需相应减少附子用量；见食少纳呆、脘腹胀满等，证属脾胃失运者，加鸡内金、海螵蛸、砂仁、枳实；若病程积久，皮损色黯，顽厚如革，证属脉络瘀阻者，多伍用虫类药如螃蟹、乌梢蛇、蜈蚣、土鳖虫、水蛭、全蝎等以活血通络；妇女经期，则宜适当减少应用活血之品。

分析：此型多见于硬皮病萎缩期。方中重用黄芪为主药补气固表，益气而助生血。辅以当归补血养血活血，乃当归补血汤之意，配以熟地、白芍、鹿角胶峻补气血；佐以穿山甲、红花、水蛭活血通络、软坚散结；桂枝温经散寒、活血通络，使补而不滞，滋而不腻；浮萍配桂枝以宣疏肌表，且质轻达表，引药直达病所。鹿角胶、穿山甲、水蛭乃血肉有情之品，其补血活血之力更宏。诸药合用以和营卫、开腠理、通经络，使气血得补，络脉疏通，肌肤得养而获效。方中用浮萍取其有类似麻黄发散之功，与黄芪及诸补血养阴药同用相得益彰。

韩老师认为临证时根据病变的部位不同，还可配伍相应的引经药，如病在皮表者以浮萍、麻黄、合欢皮、艾叶、生姜皮之属为多；病在头面部者用葛根、白芷、羌活、红花；在上肢者用姜黄、桑枝、蜈蚣、乌梢蛇、马笼头；在胸廓部者用瓜蒌、薤白、郁金、丝瓜络之类；在腹部者则用延胡索、川楝子、乌药、小茴香等；如病在下肢，则常用川牛膝、木瓜、马笼头、忍冬藤、草薢等。病在肝、肾二经者，用仙灵脾、肉桂、杜仲、续断、巴戟天；皮损泛发或表里同病者，用附子、王不留行、蜈蚣、马笼头等以通行十二经。系统性硬皮病可借助西医诊断技术以明确病位，临床治疗可根据以上分型进行辨治，并配伍相应的中药治疗，以增强疗效。如对于病变累及食管，可配伍向日葵茎、壁虎、路路通等引经药；病在肺部者，则选择配伍海浮石、浙贝母、白芥子、鱼腥草、杏仁等。

积雪苷片，每次 3~4 片，每日 2~3 次，饭后服，儿童减量。

软皮丸（医院制剂），每日 2 次，每次 6g，饭后服，儿童减量。

2. 外治法

常用的中医外治法包括热敷法、灸法、针刺法，这些方法与内服药的功效相一致，均有温经通络、调畅气血、蠲痹散结的作用。

（1）热敷法：软皮热敷散（院内制剂）局部热敷。该方由血竭、艾叶、桂枝、三棱、刘寄奴、料姜石、浮萍、山豆根等 18 味中草药组成，局部外用可使药力直达病所，具有温经散寒、祛风止痛、活血通络、软坚散结之功。应用之时，须用布包，并淋以黄酒，蒸透后趁热煨敷患部，黄酒辛温散寒通络，助热力温通血脉，增强药物温散寒凝、活血通络之功。

（2）灸法：中医临床温通气血、扶正祛邪的常用疗法之一，广泛用于治疗各种常见疾病及疑难杂症。《灵枢·官能》有言："阴阳皆虚，火自当之"，"经陷下者，火则当之；结络坚紧，火所治之。"《医学入门》说："凡病药之不及，针之不到，必须灸之。"清代吴亦鼎《神灸经纶》云："夫灸取于人，火性热而至速，体柔而刚用，能消阴翳，走而不守，善入脏腑，取艾之辛香做炷，能通十二经，走三阴，理气血，治百病，效如反掌。"从本病的病机来看，阳气不足，邪气锢结肌肤络脉，气血凝滞，药力难达，而局部施灸后，热力直达病所而有温通血脉、行气活血、扶正祛邪、宣痹散结之功，与硬皮病阳虚寒凝之病机最为相合，故对本病有很好的治疗作用。

（3）外用软膏：积雪苷软膏每日 2 次，涂于患处，复方多磺酸粘多糖乳膏每日 2 次，涂于患处，交替进行。萎缩部位外用软皮膏，每日 2 次，涂于患处，在使用热敷前涂擦更好，涂时用力按摩发热。

（4）针刺法：针刺法具有扶正固本、振奋阳气、补虚泻实之功，能够达到"通其经脉，调其气血"的目的。本病运用针法常以皮损部围刺或火针为主，兼以辨证取穴。

以上外治法中以热敷为韩老师必用之法，尤其对于病损局限、不耐针药的患者，热敷法最为适宜，且临床上常有单用本法即能获愈的患者，小儿也能配合治疗。其他三法根据患者实际情况配合应用。对累及脏腑，或伴有全身症状者，则须配合内服辨证方药灵活施治。

（三）典型医案

案 1 孙某，女，60 岁，甘肃省庆阳市人，2014 年 1 月 22 日初诊。

主诉：双手、足背部片状皮肤肿胀、发硬、萎缩 5 年余。

病史：患者于 5 年前双手背、足背部片状皮肤肿胀、发硬、萎缩，病后在某医院免疫科先后住院 2 次，做皮肤组织病理检查，诊断为硬皮病，使用青霉胺、泼尼松、秋水仙碱等治疗，双手背症状未见好转，却引起右侧股骨头坏死，头发脱落。又进行关节置换。目前双手背部、足背部及手臂皮肤硬如坚石，难以捏起，行走须靠双拐扶持，浑身无汗，双手、足冰凉如铁，畏寒喜暖，夏天也不能离开毛衣棉裤。

专科检查：手脚皮肤冰凉似水，手背部、足背部及手臂皮肤硬如坚石，难以捏起，头发稀少，舌质淡红，苔白厚，脉象沉细无力。

西医诊断：局限性斑状合并带状硬皮病。

中医诊断：皮痹。

辨证：脾肾阳虚，痰瘀阻络。

治法：温补脾肾，活血通络。

治疗方案：（1）当归四逆汤合桃红四物汤加减：当归 10g，桂枝 20g，白芍 20g，通草 6g，细辛 3g，黄芪 30g，桃仁 10g，红花 10g，川芎 9g，熟地 20g，蜈蚣 2 条（去头），威灵仙 10g，乌梢蛇 10g，黑附片 15g（用开水先煎），干姜 10g。每日 1 剂，开水煎 2 次混合后分早晚服用。

（2）软皮丸，每日 3 次，每次 6g，饭后用生姜水送服。

（3）积雪苷片，每次 4 片，每日 3 次，饭后服。

（4）外治：软皮热敷散，用黄酒将药拌湿，蒸热后在皮损部位热敷，每日 2 次，每次 30 分钟以上。

（5）艾条点燃在皮损处灸治，每日 1 次，每次 20 分钟。

（6）多磺酸粘多糖乳膏外涂，每日 3 次。

2014 年 3 月 12 日二诊：用以上方法治疗 2 周后，患者自觉平稳，无任何不适症状，上中药方黑附片加至 20g，其他治疗方法不变。继续治疗 2 周。

2014 年 3 月 28 日三诊：以上法治疗 2 周后，患者自觉全身症状好转，无任何不适。上方黑附片加至 30g，加麻黄 10g，其他治疗方法不变。继续治疗 2 周。

2014 年 4 月 28 日四诊：病情稳定，服药后无不适感。效不更方。患者求愈心切，要求住院治疗。住院后加针灸疗法，黄芪注射液 30ml、红花注射液 20ml，分别加入 5% 的葡萄糖注射液 250ml 中静脉点滴。其他方法不变，如此门诊、住院交替治疗 6 个月左右，病情基本好转，最后以口服软皮丸、外敷软皮热敷散巩固疗效。又坚持 6 个月左右停药，告知病已痊愈。

【按语】"血得温则行，得寒则凝"，本案患者肾阳不足，阳虚失于温煦，则有畏寒肢冷；阳虚阴盛，虚寒中生，与风寒之邪同气相求，凝结肌腠，阴血水津凝结不布，致局部皮肤肿胀硬化；寒湿瘀阻血络，营血失养，故肌肤萎缩。本案属本虚标实之证，遵"寒者温之""留者攻之"之旨，方以当归四逆汤散寒通脉，合黄芪、附子温补脾肾，益气助阳；桃红四物汤养血活血，其中熟地、白芍、当归养阴以求阳，并兼制诸药温燥伤及阴血，乌梢蛇、蜈蚣善行通络。加用内服外用诸药，意在加强温通之功。诸药合用，标本兼治，内外同施，后随证加减，药证相应，故得获愈。

案2 张某，男，58岁，湖北孝感人，2015年2月25日初诊。

主诉：两侧腰部皮肤硬化3年，伴气短、吞咽不利6个月。

病史：3年前开始两侧腰部皮肤变硬，不能捏起，因无痛痒等不适症状而未予以重视和治疗。近6个月来，自觉气短乏力，不能负重远行，并出现吞咽硬物不畅之症。在某三甲医院就诊，确诊为系统性硬皮病，因疗效不佳而来韩老师处诊治。

专科检查：两侧腰部皮肤带状发硬，不能捏起，以左侧较重，舌质淡红，边有瘀斑，苔薄白厚腻，脉沉细无力。

辅助检查：肺部CT示：两肺纤维化。上消化道造影示：食管蠕动、排空减慢。

西医诊断：系统性硬皮病。

中医诊断：皮痹（合并食管痹、肺痹）。

辨证：脾肺气虚，痰瘀郁结。

治法：补脾益肺，化痰逐瘀。

治疗方案：（1）方药：黄芪60g，党参30g，白术15g，炙甘草10g，陈皮10g，姜半夏10g，山药30g，石斛20g，螃蟹10g，壁虎10g，白芥子12g，海浮石30g，干姜10g，浙贝母10g，积雪草10g，桃仁10g，蜈蚣2条（去头足）。每日1剂，水煎2次，药汁混合后早晚饭后服。

（2）积雪苷片，每日3次，每次3片，口服。

（3）软皮丸（医院制剂），每日2次，每次6g，饭后服。

（4）软皮热敷散（医院制剂），装入布袋，洒少许黄酒蒸热后在两侧腰部皮损处热敷，每日2次，每次半小时。

2015年3月31日二诊：药后无明显不适感，上方治疗月余，气短乏力减轻，皮肤局部硬化略有改善，舌脉同前。效不更方，继续使用以上方法治疗。因路途遥远不能随时复诊，依靠电话和微信联系，根据症状变化调整方药。

2015年7月28日三诊：治疗半年左右，局部皮损已经明显变软，可以捏起，气短乏力明显改善，已能干一些轻体力活，可进食干性食物。病势见缓，故以上方改丸剂服用，方用黄芪100g，党参100g，白术50g，甘草30g，陈皮50g，石斛100g，壁虎30g，螃蟹50g，白芥子50g，蛤蚧2对，浙贝母50g，桃仁50g，冬虫夏草30g，穿山甲30g。打成极细粉，制成水丸，每日2次，每次5g，空腹温开水送服。余药继用如前。

2015年12月27日四诊：在当地检查，肺部CT示：两肺纤维化明显改善。上消化道造影：食管蠕动、排空正常。

嘱其停用其他治疗方法，将7月28日方打成极细粉，制成水丸再服一料，以巩固疗效。

【按语】在硬皮病特别是系统性硬皮病的辨治时，既要重视辨证，又须结合辨病，则可使临床用药更为准确，而达到预期疗效。根据韩老师临床观察，在系统性硬皮病合并症中，以上消化道损害最常见，约占90%以上，肺纤维化损害次之，约占70%以上，故在临床诊断时应首先重视对上消化道的检查，为临床用药提供客观依据。本案患者脾肺气虚，痰瘀互结，流着表里，故用大剂黄芪、党参、白术补益中气，扶正以治其本；半夏、白芥子、海浮石、浙贝母、陈皮合用以化痰消坚，干姜温中散寒，积雪草活血通络散结，桃仁、螃蟹、壁虎、蜈蚣活血逐瘀通络，祛邪以治其标；山药、石斛补气养阴，防温燥之品耗伤胃阴；甘草调和诸药。全方标本兼治，与中药外敷法配合，内外合治，缓以图功。在临床辨证用药中，还结合辨病，选用海浮石、壁虎两药，是为本病治疗之眼目，其中海浮石中空质轻似肺，善化老痰、顽痰，为韩老师治疗肺痹时必用之药；壁虎又名天龙，穿墙越壁，善行食管，通络搜邪，解毒散结，擅治疗食管癌类顽疾，可作为食管痹治疗之要药，配伍于辨证方中，临床确有实效。

（四）临证经验

1. 皮痹无热证

硬皮病在临床表现上具有典型的皮肤症状，类似于中医之"皮痹"，归属于痹证范畴。其发病则是由正气不足，感受风寒湿邪，闭阻经络，肌肤失养所致。如《素问·痹论篇》所云："风寒湿三气杂至，合而为痹也。"《济生方·痹》亦云："皆因体虚，腠理空疏，受风寒湿气而成痹也。"由于人体禀赋差异，感受风寒湿邪之后所表现的证候也有所不同，如《痹论》曰："其寒者，阳气少，阴气多，与病相益，故寒也。其热者，阳气多，阴气少，病气胜，阳遭阴，故为痹热。"故从理论上讲，皮痹辨证中亦应有寒热之分。但理论源自于实践，根据长期临床研究及实践可以明确的是，硬皮病在辨证上并无热证，此与其他痹证不尽相同，明乎此理，对于指导硬皮病临床辨证施治，及防止误诊误治有着至关重要的意义。

2. 通络尚用虫药

韩老师常谓："顽麻肿痛，不是死血便是痰凝。"皮痹乃由沉寒死血顽痰凝结而成，实属顽症，寻常草木，难堪大用。虫类药物，善走而不守，搜剔经络痰瘀，无处不到，且虫类为血肉有情之品，于病久气血有亏者，亦不无饶益，故虫类药物为治疗本病必不可少之药，其中以蜈蚣、土鳖虫、螃蟹、乌梢蛇、壁虎等为韩老师所喜用。

3. 善用引经药

对于不同部位的硬皮病，韩老师还注重伍入相应的引经药，以加强效果。如治疗中常加浮萍、麻黄、合欢皮、艾叶、生姜皮类以引药达皮；病在头面部者，加入葛根、白芷、羌活、红花；病发上肢部者，加姜黄、桑枝、蜈蚣、乌梢蛇、马龙头之类；病在胸廓部者，选用瓜蒌壳、薤白、郁金、丝瓜络之类；皮损在腹部者，加用延胡索、川楝子、乌药、小茴香等。伍用向日葵茎、路路通、天龙之类，可引药至食管；海浮石、浙贝母、白芥子、鱼腥草、桃仁之类，常作为肺部引经药；鸡内金、海螵蛸、砂仁、枳实之类可引药至脾胃；大黄䗪虫丸、仙灵脾、肉桂、巴戟天之类，可引药至肝肾；附子、王不留行、蜈蚣、马龙头之类，则可引药而至全身。

4. 善用血肉有情之品

形不足者补之以味，以形补形，硬皮病到了萎缩期，肌肉瘦削，薄皮着骨，形损体僵。在温阳益气，祛湿化痰，活血通络的同时，要补之以味，使用血肉有情之品，如紫河车、鹿角霜、鹿角胶、阿胶等。小儿硬皮病多为脾胃虚弱，在补脾醒胃的基础上加紫河车之类，成人硬皮病可灵活使用虫类如螃蟹、蜈蚣、乌梢蛇、土鳖虫等，虫类药也属于血肉有情之品。

5. 不废养血益阴

硬皮病虽由阳气不足，邪气痹阻脉络而成，但若纯以温阳为治，则恐有烁阴耗血之弊。韩老师临证用药，常在鼓舞阳气的基础上，配伍滋阴之剂，既制辛温劫阴，又可从阴化阳，所谓"善补阳者，必于阴中求阳，则阳得阴助而生化无穷"。常用药如熟地、白芍、石斛、麦冬、怀牛膝等，益阴而不滋腻。又由于寒湿入络，经脉久闭，气血不得灌流经脉，故见皮损部麻木不仁，不觉痛痒。如《素问·痹论篇》云："其不痛不仁者，病久入深，荣卫之行涩，经络时疏，故不通，皮肤不营，故为不仁。"故韩老师常在辨证用药时，合用熟地、当归、白芍、党参等品。

（五）零金碎玉

寒证三药包括附子、麻黄、桂枝。其中附子大辛大温，通行十二经，走而不守，补益肾阳，能治一切沉寒痼冷之疾。《医学衷中参西录》云："附子无姜不热，无麻黄不通"，故应用时常与干姜或麻黄相伍为用。麻黄辛以发散，温以逐寒，功擅开发腠理，达邪外出，《本草正》云："麻黄以轻扬之味，而兼辛温之性，故善达肌表，走经络，大能表散风邪，祛除寒毒。"桂枝辛甘温煦，透达营卫，能散能行，有和营、通阳、利水、下气、行瘀、补中之功。三药合用，温阳散寒，通经活络。对于皮肤病而见畏寒喜温，手足清冷，腹痛便溏，小便清长，舌淡苔白，脉沉细等，辨证属阳虚寒凝之皮痹者，辄在辨证方中投本组药物以取速效。根据《景岳全书·补略》所云："善补阳者，必于阴中求阳，则阳得阴助而生化无穷。"可在辨证方中酌加麦冬、石斛、熟地等养阴增液之品，既能制其温燥之性，又可助阴化阳。常用量：附子 10~30g，麻黄 10g，桂枝 10g。

第二节 银屑病

银屑病是一种免疫介导的慢性复发性炎症性皮肤病，可累及皮肤、毛发、指（趾）甲等部位，典型皮损表现为鳞屑性红斑或斑块，刮去鳞屑，露出发亮的薄膜，刮去薄膜可见点状出血现象，局限或广泛分布。可发生于各年龄阶段，无性别差异，约30%患者有家族史，多数患者冬季复发或加重，夏季缓解，治疗困难，常罹患终身，给患者的身心健康带来严重的不良影响。根据临床症状不同，可分为寻常型、脓疱型、关节病型及红皮病型，其中以寻常型最常见。

中医古籍称本病为"疕风""松皮癣""蛇虱""干癣""白壳疮"等，现相当于"白疕"。中医学认为，本病多因血热内蕴，营血亏耗，瘀血阻滞，化燥生风，肌肤失养而成。

发病初起多为内有蕴热，复感风寒或风热之邪，阻于肌肤，或机体蕴热偏盛，或性情急躁，或外邪入里化热，或恣食辛辣肥甘及荤腥发物，伤及脾胃，郁而化热，内外之邪相合，蕴于血分，血热生风而发。病久耗伤营血，阴血亏虚，生风化燥，肌肤失养，或加之素体虚弱，病程日久，气血运行不畅，以致经脉阻塞，气血瘀结，肌肤失养而反复不愈，或热蕴日久，生风化燥，肌肤失养，或流窜关节，闭阻经络，或热毒炽盛，气血两燔而发。

（一）辨证思路

白疕的证型较多，但基本证型为血热证、血瘀证、血燥证、热毒炽盛证、湿热蕴结证、风湿痹阻证。特殊证型如阳虚证、肝郁证。各证型之间可互相转化、演变、兼夹。

以韩世荣教授、闫小宁教授为代表的长安医学中医皮肤病学术流派传人长期致力于银屑病的中医药防治研究，在临床工作中发现部分银屑病患者病情复发或加重主要诱因为情志不畅，提出"从心肝入手、脏腑辨证与血分论治"相结合的治疗思路，将凉血祛风法、凉血活血法应用于点滴型、斑块型中，使银屑病传统辨证分型更加丰富和具体化。半枝莲方、克银汤分别为凉血祛风法和凉血活血法的代表方剂，其治疗银屑病临床疗效显著。主张"中西医结合，中医为主，西医为辅；中医为先，能中不西"，采用中药辨证论治结合中药浴、溻渍、淋洗、针灸、火罐、放血、刮痧、长蛇灸法，结合传统医学运动疗法、食养食疗形成综合治疗体系，经过多年的临床实践和专家论证，已形成全省银屑病诊疗方案并广泛推广应用，并辐射到四川、甘肃、青海、山西等周边省市地区。

（二）治疗方案

1. 血热兼风证

症状：皮损以躯干以上比较严重，尤其是头皮屑多如雪花，瘙痒剧烈，发热，烦躁不安，口渴欲饮，大便秘结，小便黄少，舌质红，苔薄白或黄，脉浮滑。

辨证：血热兼风证。

治法：清热祛风，凉血解毒，止痒。

处方：半枝莲方：荆芥10g，防风10g，半枝莲10~15g，白鲜皮10~15g，蛇床子10~15g，萆薢12g，地肤子10~15g，紫草10~20g，野菊花10~20g，蝉蜕10g。

加减：（1）血热内盛证：皮损鲜红，呈点滴状或片状，新出皮疹不断增多或迅速扩大，伴口干舌燥，咽喉肿痛，心烦易怒，大便干燥，小便赤黄，舌质红，脉弦滑或数。选择凉血四物汤。生地10~20g，赤芍10g，当归10g，川芎10g，牡丹皮10~15g，陈皮10g，红花10g，黄芩10g，甘草6g。

（2）血热兼湿证：选择萆薢渗湿汤。萆薢10g，泽泻10g，薏苡仁10~30g，黄柏10g，牡丹皮10g，茯苓10~20g，滑石10~15g，通草6g，土茯苓20~30g，鱼腥草10~30g。咽喉肿痛加板蓝根、牛蒡子、玄参；感冒诱发加金银花、连翘；

大便秘结加生大黄、栀子。可配合口服银屑平片（医院制剂）、消银胶囊。

分析：此证多见于寻常型银屑病进行期。半枝莲方适用于风热证，方中荆芥、防风祛风解表，半枝莲、野菊花清热解毒，白鲜皮、地肤子清热祛风，蝉蜕疏散风热，萆薢、蛇床子祛风利湿，紫草清热凉血。凉血四物汤适用于血热内盛证，方中生地、赤芍、牡丹皮清热凉血，当归补血活血，川芎、红花行气活血，陈皮理气健脾，黄芩清热解毒，甘草调和诸药。萆薢渗湿汤适用于血热兼湿证，方中萆薢、泽泻、薏苡仁、茯苓利水渗湿健脾，黄柏清热燥湿，牡丹皮清热凉血，滑石、通草清热利尿，土茯苓解毒除湿，鱼腥草清热解毒。

2. 血瘀证

症状：皮损暗红，呈钱币状或地图状，浸润肥厚，或鳞屑厚重，不易脱落，肌肤甲错，面色黧黑或唇甲青紫，女性月经色暗，或夹有血块，舌质紫暗或有瘀点瘀斑，苔薄白，脉弦涩或细缓。

辨证：血瘀证。

治法：活血化瘀，解毒通络。

处方：克银汤：水牛角 10~15g，生槐米 10g，生地 10~20g，牡丹皮 10g，白芍 20g，土茯苓 10~30g，三棱 6~10g，莪术 6~10g。

加减：皮损反复不愈加白花蛇舌草、蜈蚣；月经色暗、经前加重加益母草、泽兰；兼血虚者加当归、丹参、鸡血藤、川芎。可配合口服愈银片（医院制剂）。

分析：此证多见于寻常型银屑病静止期。克银汤方中水牛角、生槐米、生地、牡丹皮清热凉血，白芍养血柔肝，土茯苓解毒除湿，三棱、莪术活血化瘀。

3. 血燥证

症状：皮损淡红，皮肤干燥脱屑，瘙痒明显，口干咽燥，舌质淡，苔少或薄白，脉细或细数。血燥兼气虚证皮损色淡，多呈斑片状，鳞屑减少，自觉瘙痒，伴气短懒言，倦怠乏力，食少便溏，舌质淡或边有齿痕，苔薄白，脉弦或细弱。

辨证：血燥证。

治法：养血润燥，解毒祛风。

处方：当归饮子：生地 20g，白芍 20g，当归 10g，川芎 10g，生黄芪 20g，制首乌 10g，白蒺藜 20g，荆芥 10g，防风 10g，甘草 6g。

加减：肝郁者加郁金、柴胡、焦栀子、牡丹皮；脾虚者加炒白术、山药、茯苓；风盛瘙痒明显者加白鲜皮、乌梢蛇。可配合口服银屑平片、消银胶囊。

分析：多见于寻常型银屑病静止期或退行期。当归饮子方中生地清热凉血，白芍、当归养血补血，川芎、生黄芪补气行血，制首乌补肾益精，白蒺藜、荆芥、防风祛风止痒，甘草调和诸药。

4. 热毒炽盛证

症状：全身皮肤潮红肿胀，灼热，大量脱屑，或泛发密集小脓疱，常伴高热、畏寒、头痛、口干、便干、溲赤，舌红绛，苔黄腻或苔少，脉弦滑。

辨证：热毒炽盛证。

治法：清热泻火，凉血解毒。

处方：犀角地黄汤合黄连解毒汤：水牛角30g，生地20g，赤芍10g，牡丹皮10g，黄连10g，黄芩10g，黄柏10g，栀子10g。

加减：寒战高热者加生玳瑁；大量脱皮、口干唇燥者加玄参、天花粉、石斛；大便秘结者加生大黄。

分析：多见于红皮病型或泛发性脓疱型银屑病。犀角地黄汤合黄连解毒汤方中水牛角、生地、赤芍、牡丹皮清热凉血，黄连、黄芩、黄柏、栀子清热燥湿，泻火解毒。

5. 湿热蕴结证

症状：好发于掌跖或腋窝、腹股沟等皱褶部位，皮损表现为红斑、糜烂、浸渍，自觉瘙痒，或掌跖红斑、脓疱、脱皮，可伴有胸闷纳呆，神疲乏力，舌质红或暗红，苔黄腻，脉滑数。

辨证：湿热蕴结证。

治法：清利湿热，解毒通络。

处方：除湿胃苓汤加味：萆薢10g，泽泻10g，薏苡仁10~30g，黄柏10g，牡丹皮10g，茯苓10~20g，滑石10~15g，通草6g，土茯苓20~30g，鱼腥草10~30g。

加减：脓疱泛发者加蒲公英、紫花地丁、半枝莲；关节肿痛明显者加羌活、独活、秦艽、忍冬藤；瘙痒剧烈者加白鲜皮、地肤子。

分析：多见于局限性脓疱型或反向银屑病。萆薢渗湿汤方中萆薢、泽泻、薏苡仁、茯苓利水渗湿健脾，黄柏清热燥湿，牡丹皮清热凉血，滑石、通草清热利尿，土茯苓解毒除湿，鱼腥草清热解毒。

6. 风湿痹阻证

症状：皮疹红斑不鲜，鳞屑色白而厚，抓之易脱，关节肿痛，活动受限，甚至僵硬畸形，伴形寒肢冷，舌质淡，苔白腻，脉濡滑。兼阳虚症见面色萎黄或淡白，畏寒肢冷，喜热饮，唇色淡，小便清长，脉沉或弱。

辨证：风湿痹阻证。

治法：祛风化湿，活血通络。

处方：独活寄生汤：独活10g，羌活10g，防风10g，川芎10g，秦艽10g，当归10g，杜仲6~10g，桑寄生10g，党参10g，茯苓10~20g，生地10~20g，白芍20g，桂枝6g。

加减：阳虚者加黄芪、附子。

分析：多见于关节病型银屑病。独活寄生汤方中独活、羌活、秦艽祛风除湿，防风祛风解表，川芎、当归、白芍补气养血，杜仲、桑寄生补肝肾、强筋骨，党参健脾益气，茯苓健脾渗湿，生地清热凉血，桂枝温经通络。

7. 阳虚证

症状：皮损色淡，常伴有气短懒言，畏寒肢冷，喜热饮，小便清长，大便溏，舌质淡，苔薄白，脉沉弱。

辨证：阳虚证。

治法：温阳散寒。

处方：黄芪桂枝五物汤：黄芪10~30g，附子6~15g，桂枝10g，白芍10~15g，大枣10~15g，生姜6g。

加减：可口服附子理中丸、金匮肾气丸。

分析：多见于寻常型银屑病静止期，病程长。黄芪桂枝五物汤方中黄芪补气升阳，附子补火助阳，桂枝温经通络，白芍、大枣养血补血，生姜解表散寒。

8. 肝郁证

症状：病情复发或加重常与情绪波动或工作紧张有关，伴胸胁苦满，喜太息，心烦失眠，口干舌燥，潮热盗汗，舌质淡，苔薄白，脉弦或虚。女性患者可伴有月经不调，乳房胀痛，疾病复发与加重常与月经、孕产密切相关。

辨证：肝郁证。

治法：疏肝解郁。

处方：丹栀逍遥散：牡丹皮10g，栀子10g，当归10g，白芍10~20g，柴胡10g，茯苓10~20g，白术10g，甘草6g。

分析：多见于寻常型银屑病静止期，病程长。丹栀逍遥散方中牡丹皮、栀子清热凉血，当归、白芍养血补血，柴胡疏肝健脾，茯苓健脾渗湿，白术补气健脾，甘草调和诸药。

（三）典型医案

案1　张某，男，24岁，2017年6月24日初诊。

主诉：全身散在鳞屑性红斑伴剧烈瘙痒半年。

病史：患者于半年前无明显诱因出现全身鳞屑性红斑，屡经中西药物内服外用，疗效不佳，近来皮损逐渐增多，遂来求治。自觉瘙痒，食纳夜休可，二便正常。舌质红，苔薄白，脉数。既往身体健壮，嗜食辛辣油腻。

专科检查：全身皮肤散在扁豆至瓶盖大小红色鳞屑斑片，部分融合成片，以躯干为著，皮损基底潮红，可刮出鳞屑，有薄膜现象，Auspitz征阳性。

西医诊断：寻常型银屑病。

中医诊断：白疕。

辨证：风热外犯。

治法：清热祛风。

治疗方案：半枝莲方加味：半枝莲12g，荆芥10g，防风10g，白鲜皮20g，地肤子20g，蛇床子15g，萆薢10g，紫草10g，蒲公英20g，蝉蜕10g，野菊花20g，紫地丁20g，丹参20g，槐米10g，白芍20g。每日1剂，水煎2次混合后早晚分服。兼服愈银片，外用龙珠软膏。

二诊：诸症好转，继以前方治疗。

三诊：上方随证加减服药近2个月，皮疹消退，留褐色色素沉着，临床治愈。继以前方7剂巩固治疗。

【按语】本例患者素食辛辣油腻，湿热蕴积，营血热盛，热盛于内则易与六淫中风热之邪相召引，内外搏结，致营血郁滞，肌肤失荣，故发为红斑鳞屑，热盛生风，风动作痒，故见皮肤瘙痒。又湿热胶结黏腻，难解难散，故病情反复，缠绵难愈。其症状表现特点在于瘙痒。病机特点以风热为关键，又兼湿邪。故方中以半枝莲、野菊花、紫花地丁、蒲公英质地轻清之品清热解毒，而无苦寒凝滞热邪、阻滞气机之弊；荆芥、防风、蝉蜕辛散达表，透散风热；地肤子、白鲜皮、蛇床子祛风除湿止痒；槐米、萆薢清热除湿，使湿去则热易散；紫草清热凉血，活血解毒，加丹参、白芍养血活血，血行则风灭。合愈银片以增其清热祛风、活血化瘀之功。治疗中以祛邪为主，外散风热，内清湿热，兼和营血，药证相合，故病得速除。

案2 杨某，男62岁，山西省霍县人，2017年11月2日初诊。

主诉：躯干四肢散在鳞屑性红斑伴瘙痒6年，加重4年。

病史：患者于6年前，于感冒后全身出现鳞屑红斑，病情时轻时重，近4年来，病情明显加重，皮损增多，扩大融合成片，遂来诊。自觉瘙痒明显，夜寐不安，怕冷，食纳可，二便调。舌质红，苔白，脉弦滑。

专科检查：腰背、双肘及下肢可见大片鳞屑性红斑，以双小腿伸侧为甚，边界清楚，鳞屑厚积，刮除后可见薄膜现象及点状出血。

西医诊断：寻常型银屑病。

中医诊断：白疕。

辨证：湿热瘀阻。

治法：清热除湿，活血通络。

治疗方案：萆薢渗湿汤加味：萆薢10g，茯苓20g，法半夏10g，生薏苡仁20g，黄柏10g，通草6g，牡丹皮10g，白术10g，半枝莲12g，丹参20g，连翘15g，马钱子1g。每日1剂，水煎2次混合后早晚分服。兼服愈银片，外用卡泊三醇软膏。

二诊：服上方7剂，病情稳定，仍觉瘙痒。上方加三棱、川牛膝各10g继服。

三诊：皮损明显变薄，部分皮损鳞屑消退，仅留色素沉着，瘙痒减轻，继以上方加木瓜10g煎服。

四诊：全身皮损鳞屑消退，仅留淡褐色至褐色色素沉着斑片，舌暗红，苔薄白而润，脉滑。上方7剂继服，以巩固治疗。

【按语】本例患者病程缠绵，皮损以双下肢为著，故从湿辨治。饮食不慎，脾虚生湿，蕴阻肌腠脉络，肌肤失养，郁久则化热生风，或湿热内生，与风湿之邪相召，搏结肌肤，故见红斑鳞屑，伴见瘙痒。故治以清热除湿，活血通络，以萆薢渗湿汤健运脾胃，除湿清热，加半枝莲、连翘加强清热解毒之功，加丹参凉血活血，马钱子苦寒，有毒，功能清热通络，《外科全生集》谓其："能搜筋骨入髓之风湿，祛皮里膜外凝结之痰毒。"《医学衷中参西录》也云其："开通经络，透达关节之力，远胜于它药。"韩老师每喜用以治疗证属血瘀络阻之皮肤顽疾。复诊瘙痒未减，加三棱、川牛膝加强活血化瘀，以达"血行风自灭"之效，其中牛膝引药下行，加木瓜以化湿通络，诸药合用，祛湿清热、活血通络，血行风灭，故诸症悉除。

案3 谭某，女，45岁陕西渭南市人，2016年2月24日初诊。

主诉：全身散在潮红鳞屑性斑片伴瘙痒3月。

病史：患者于3个月前感冒后于头面躯干四肢出现散在潮红鳞屑性斑片，自觉瘙痒，多方求治未效，病渐加重，已严重影响正常社交生活，神情焦急，戴口罩而来求诊，以期速愈。现食眠可，怕冷，比常人穿着较厚，二便通畅，月经尚调，舌色淡胖，边有齿痕，苔薄白而润，脉沉。

专科检查：头面、躯干四肢散在潮红鳞屑性斑片，皮损以颜面四肢为著，刮去鳞屑，可见有薄膜现象，点状出血。

西医诊断：寻常型银屑病。

中医诊断：白疕。

辨证：气血虚弱，风寒外袭。

治法：养血益气，祛风散寒。

治疗方案：当归四逆汤加减：当归10g，桂枝10g，白芍10g，通草6g，附子10g，干姜10g，黄芪20g，党参20g，合欢皮20g，荆芥10g，防风10g，白鲜皮20g，蝉蜕10g，甘草10g。每日1剂，开水煎2次混合后早晚饭后服。外用牛皮癣软膏。

二诊：服药7剂，病情显著好转，患者自觉全身轻快，皮损显著变薄，瘙痒亦明显减轻，昔日愁容一扫而光。效不更方，以其病久多瘀，病久入络，继以前方加红花10g活血化瘀治疗。后以上方，略事加减调治。

三诊：已痊愈，随即停药观察，并嘱畅情志，节饮食。

【按语】本例患者气血素虚，感冒风寒，蕴结肌肤，留恋不去，阻滞血脉，致营血不畅，失于温煦，故畏寒怕冷；肌肤失养，故见斑疹鳞屑；血虚生风，故觉瘙痒。治宜益气养血，祛风散寒。方中当归辛润温通，养血活血；桂枝温经散寒，温通血脉；附子温经散寒，助桂枝温通血脉；白芍养血和营，助当归补益营血；通草通经脉，以畅血行；黄芪、党参益气固表，并有化气生血之妙；荆芥、防风辛温解表，祛风散寒；合欢皮、白鲜皮、蝉蜕以皮行皮，透表达邪，祛风止痒；干姜、甘草温养中气，以助营血；复诊时加红花辛温通络，活血化瘀。全方共奏温经散寒，养血通脉，温而不燥，补而不滞，终收全功。

案4 王某，男49岁，陕西省宝鸡市人，2016年10月12日初诊。

主诉：躯干四肢鳞屑性红斑、斑块20余年，加重1月。

病史：患者于20年前，全身出现鳞屑红斑，屡经中西药治疗，病情时轻时重，近年来病情复发，频率增加，且症状逐年加重，持续时间较长。近月来，皮损明显加重，遂来诊。自觉瘙痒明显，平素畏寒怕冷，病情以冬季加重为甚，舌质黯红，苔白，脉沉涩。

专科检查：头皮、躯干、四肢可见散在暗红色浸润性鳞屑斑片，边界清楚，鳞屑厚积，呈银白色，皮疹以双下肢为多发，伴有明显抓痕，头皮部可见束状发，红斑、斑块上皮屑刮除后可见薄膜现象及点状出血，指（趾）甲缘红肿，指甲表面不平，部分甲板增厚变形。

西医诊断：寻常型银屑病。

中医诊断：白疕。

辨证：阳虚血瘀。

治法：活血温阳。

治疗方案：桃红四物汤与参附汤加味：桃仁10g，红花10g，当归10g，川芎10g，赤芍10g，附子10g（开水先煎），干姜10g，肉桂6g（后下），川牛膝10g，威灵仙10g，木瓜10g，生地20g，甘草6g。每日1剂，水煎400ml，分2次早晚饭后服。中药药浴：生地榆60g，苦参30g，山豆根30g，威灵仙30g，连翘30g，皂角刺30g。水煎取汁约200ml兑入温水中药浴，每日1次。外用卡泊三醇软膏。

二诊：原有斑块明显变平，斑块颜色变淡，皮屑减少，舌质红，苔白，脉沉涩，患者诉口干明显，畏寒减轻。上方生地加至30g，减肉桂至5g，余不变。继续药浴，隔日1次，加走罐，隔日1次。

三诊：服上方6付，患者未诉不适，大的斑块明显变平，从边缘缩小，部分小的斑块已经消失，留有炎症后色素减退斑，舌质红，苔白，脉涩。中药方调整如下：桃仁10g，红花10g，当归10g，川芎10g，赤芍10g，川牛膝10g，威灵仙10g，木瓜10g，甘草6g，干姜6g，肉桂5g（后下），熟地20g。每日1剂，水煎400ml，分2次早晚饭后服；中药药浴每日1次，1周后停药浴，改为游走罐每日1次。

四诊：原有红斑、斑块完全消失，留有炎症后色素减退斑。仍用上方6剂，巩固疗效。

【按语】患者发病既久，又屡用清热凉血药物，苦寒伤中，阳气被伤，每遇冬季，遭遇外寒，内外寒邪相合，凝滞经脉，导致脉络瘀滞，气血运行不畅，肌肤不得滋养而发病，皮损以斑块为主，色暗红，且寒冷时更重。综合脉症，属寒凝血瘀，治宜温阳、活血并行。故方选桃红四物汤养血活血，化瘀通络；前贤谓"血得温则行，得寒则凝"，故以参附汤温阳暖中，并散寒以促血行，达到"益火之源，以消阴翳"之目的。木瓜、威灵仙通经疏络，川牛膝活血化瘀，引药下行，直达病所。然温阳活血易致阳胜耗津，故复诊时减肉桂用量，而增生地用量；后改生地为熟地，养血滋阴，以生阳化气，即王冰所谓"善补阳者，必于阴中求阳，阳得阴助而泉源不竭"之意。疾病不同时期，治疗方法亦有所偏重，皮屑较厚时着重药浴，皮屑变薄后，药浴及走罐并重，皮屑进一步减少，斑块变平时着重走罐，皮损基本消失时，则仅内服中药以巩固疗效，故临证应根据病情变化，灵活调整治疗方案，这就是中医个性化治疗的特点。

第三节　带状疱疹

带状疱疹是由水痘-带状疱疹病毒引起的病毒性皮肤病，皮损沿周围神经分布，呈多个簇集水疱群。带状疱疹后遗神经痛则是最常见的后遗症，两者均是皮肤科常见病、多发病，是一种复合性神经病理性疼痛的疾病。根据病程，临床上可分为前驱期、疱疹期、恢复期和后遗症期。同时根据部位及表现的不同，还包括眼带状疱疹、耳带状疱疹、播散性带状疱疹等不典型带状疱疹。

中医关于带状疱疹病名、病因病机及治疗等方面有着丰富的经验总结。在古籍中将本病称为"蛇串疮"，或又名"缠腰火丹""蜘蛛疮"等。综合各代医家对带状疱疹发病的认识，认为本病主要是肝脾内蕴湿热，外感毒邪，初期多以湿热伴火毒为主，后期多因正虚，气血不足，运行不畅而导致气机郁滞，兼夹湿邪形成血瘀，不通则痛。因发病部位不同，则有火毒炽盛、风邪上窜、湿邪下注等不同发病机制。而年老体弱者素体亏虚，再外感毒邪，气虚血瘀，或不通则痛，或不荣则痛，故疼痛剧烈而病程迁延。

《疡医大全》记载："白蛇串……两头相合则必不能救矣。"临床上本病一侧发病为多见，皮损较少超过躯体正中线。若皮损越过躯体正中线，往往表示疾病较为危重，预后极差。如遗留后遗神经痛，则迁延难愈。

（一）辨证思路

本病可因情志内伤，以致肝胆火盛，外受毒邪诱发，毒邪化火与肝火搏结，阻于经络使气血不通则痛。肝火或脾湿郁于内，毒邪乘之诱发于外，气血瘀阻络脉为其结果。气血阻于经络，导致经气不宣，经脉失疏，则疼痛不休。

以韩世荣教授为代表的长安流派传人在急性期以清热利湿、解毒止痛为治。当疱疹结痂消退，仅留有后遗神经痛者，临床认为属瘀血阻滞经络，不通则痛，选活血化瘀方药治疗。中青年及儿童发病后病情轻，病程短，预后好，后遗神经痛多见于老年人，是由于年老体弱，脏腑功能减退，肌肤失养而虚痛，治以益气养血、止痛为主，不可一味活血逐瘀，犯虚虚之戒。

总以临证详辨，据证选方，以期缩短病程、减轻症状、预防并发症和后遗神经痛。对发生于头部要特别警惕并发病毒性脑膜炎、病毒性耳聋、病毒性面瘫及病毒性失明等，应予以有效积极的治疗，病情严重者，配合西药抗病毒、保护营养神经药物等治疗。

（二）治疗方案

1. 肝胆湿热证

症状：常见于本病的急性期。皮损鲜红，疱壁紧张，灼热刺痛，口苦咽干，烦躁易怒，大便干或小便黄，舌质红，舌苔薄黄或黄厚，脉弦滑数。

辨证：肝胆湿热。

治法：清利肝胆湿热，理气止痛。

处方：龙胆草10g，栀子10g，黄芩10g，柴胡8g，生地15g，车前子10g，泽泻10g，木通6g，当归10g，甘草6g。

加减：热毒甚者加紫草、板蓝根、金银花、野菊花；疼痛剧烈以肝经为主者加延胡索、郁金；发于上肢者可加桑枝、忍冬藤、姜黄；发于下肢者可加牛膝；发于颜面部者可加牡丹皮、野菊花、牛蒡子；大便干者加生大黄。

分析：此型多为肝胆湿热循经下注，蕴结皮肤，外发为皮疹，阻滞肌肤络脉故见疼痛，故急以除湿热、通血络而止痛为治，方用龙胆草大苦大寒，上泻肝胆实火，下清下焦湿热，黄芩、栀子具有苦寒泻火之功，泽泻、木通、车前子清热利湿，使湿热从水道排除。肝主藏血，肝经有热，本易耗伤阴血，加用苦寒燥湿，再耗其阴，故用生地、当归滋阴养血，以使标本兼顾。方用柴胡是为引诸药入肝胆而设，甘草有调和诸药之效。综观全方，泻中有补，利中有滋，以使火降热清，湿浊分清，循经所发诸证乃克相应而愈。

2. 脾虚湿蕴证

症状：皮损颜色较淡，疱壁松弛，伴疼痛，口不渴，食少腹胀，大便时溏，舌质淡，舌苔白或白腻，脉沉缓或滑。

辨证：脾虚湿蕴。

治法：健脾除湿，活血止痛。

处方：白术15g，茯苓30g，猪苓10g，泽泻10g，桂枝10g，苍术10g，厚朴10g，陈皮10g，甘草6g。

加减：疼痛明显，日久不退者，加化瘀通络之品，如延胡索、乳香、没药；若热象较著加板蓝根、金银花、土茯苓；湿象较著者加茵陈、薏苡仁等

分析：此型多为饮食失调，脾失健运，湿浊内停，郁而化热，外蒸肌肤所致水疱、疼痛。方中白术、泽泻、茯苓、猪苓、桂枝健脾助阳，化气利水渗湿；苍术、厚朴、陈皮、甘草燥湿运脾，和胃行气，诸药共奏清热除湿、健脾利水之效。

局部治疗：（1）疱疹止痛散（王不留行、蝉蜕、全蝎等），用醋调成糊状，

外涂于患处，每日 2 次。

（2）火针，选择疱疹、丘疹皮损附近正常皮肤，每周 1~2 次。

（3）针刺后拔罐，选择皮损附近正常皮肤，隔日 1 次。

（4）神灯，红、蓝光局部照射，每日 1 次。

（5）皮损部位贴棉灸，每日 1 次。

（6）放血疗法，躯干以上选择大椎部位，头面部位选择耳尖部位，每周 3 次。躯干以下用刺络放血加拔罐。

以上两种证型都是处于早期，治疗方法要全面，措施要得力，内外结合，应该采取综合对证的治疗手段，尽量减少后遗神经痛的发生。

3. 瘀血阻络证

症状：常见于后遗神经痛期。皮疹消退后局部疼痛不止，表现为阵发性，痛如针刺，痛如刀割状，部位固定不移，舌质暗，有瘀斑，苔白，脉弦细涩。

辨证：气滞血瘀。

治法：理气活血，通络止痛。

处方：桃红四物汤加芍药甘草汤：桃仁 10g，红花 10g，当归 10g，川芎 10g，生地 15g，白芍 30g，甘草 10g。

加减：疼痛明显者加乳香、没药、延胡索、三七；心烦、失眠者加酸枣仁、珍珠母、夜交藤；伴气虚者加黄芪、党参；伴气滞者加郁金；热象明显者加牡丹皮、栀子。

分析：本型多为带状疱疹疼痛剧烈或遗留后遗神经痛者，属气滞血瘀，余毒未尽所致。方中桃仁、红花、川芎活血化瘀，当归补血养肝，生地活血养阴，白芍养阴柔肝，与甘草合用缓急止痛，全方活血为主，行而不泄，补而不滞，共奏活血化瘀之效。

4. 气血两虚证

症状：疱疹消退后遗神经痛期。多见于中老年人，局部隐隐作痛，时发时止。疼痛部位喜揉喜按，舌质淡红，苔白，脉细无力。

辨证：气血两虚。

治法：益气补血，温中止痛。

处方：八珍汤加芍药甘草汤：党参 20g，白术 10g，茯苓 10g，黄芪 20g，熟地 20g，当归 10g，川芎 10g，白芍 30g，甘草 10g，延胡索 10g，陈皮 10g。

加减：心烦失眠者加酸枣仁、珍珠母、夜交藤；疼痛明显者加乳香、没药、三七、全蝎。

分析：老年人遗留后遗神经痛者，是由于年老体弱，脏腑功能减退，抵抗力下降，肌肤失养而虚痛。治疗原则是虚者补之，以益气养血为主。选择四君子汤补益中气，四物汤柔肝养血，加芍药甘草汤缓急止痛。加延胡索止痛，加陈皮使全方补而不滞，滋而不腻，全方共奏益气养血、活血止痛之效。

外治：（1）软皮热敷散，用醋拌湿后蒸热在疼痛部位热敷，每日2次，每次30分钟。

（2）针刺，选择阿是穴及相应的穴位，隔日1次。

（3）局部按摩，每日1次。

（4）神灯，红、蓝光局部照射，每日1次。

（三）典型医案

案1 胡某，男，52岁，住西安市西郊某小区，1998年11月12日初诊。

主诉：阴囊起疱疹剧烈疼痛5天，加重2天。

病史：1周前，患者因感冒服抗感冒药后病情好转，随后出现阴囊、阴茎处疼痛，痛似锥刺刀割状，左下肢抽痛，活动不便。发现左侧阴囊及包皮部位有片状丘疹、水疱，触痛。以前身体健康，无带状疱疹病史。

专科检查：痛苦面容，立坐不宁。左侧阴囊及包皮部位有片状丘疹、水疱，触痛，部分水疱溃破，表面见紫黑色。舌质红，苔黄厚腻，脉弦滑有力。

中医诊断：蛇串疮。

辨证：肝胆湿热下注。

治法：清利肝胆湿热，理气止痛。

治疗方案：（1）龙胆泻肝汤加味：龙胆草10g，栀子10g，黄芩10g，柴胡8g，生地15g，车前子10g，泽泻10g，木通6g，当归10g，甘草6g，制马钱子1g，蜈蚣2条（去头），川楝子10g，全蝎6g，板蓝根20g。每日1剂，水煎2次混合后早晚饭后服。

（2）局部剪掉阴毛，用自制复方全蝎粉，每次取10g，醋、芝麻油调成糊状涂于患处，每日2次。

（3）针灸（左下肢），每日1次。

（4）甲钴胺片，每日2次，每次2片，口服，维生素B_1，每日2次，每次2片，口服。

并嘱注意休息，饮食清淡，禁忌辛辣刺激性食物及酒类。

二诊：服7剂后，部分丘疹、水疱干敛结痂，疼痛略有缓解，舌苔转薄黄。湿热未尽，效不更方，再治疗1周。

三诊：丘疹、水疱干敛结痂，大部分痂皮已脱落，仍然疼痛不减，舌苔转白润。方用桃红四物汤加味：桃仁 10g，红花 10g，生地 15g，当归 10g，川芎 10g，白芍 30g，枳壳 10g，甘草 10g，制马钱子 1g，蜈蚣 2 条，全蝎 6g，川楝子 10g，忍冬藤 20g，郁金 10g。每日 1 剂，水煎 2 次混合后早晚饭后服。其他治疗方法及禁忌同前。

用药 10 天后疼痛基本消失，局部有微痒及蚁行感。此乃恢复期之象，不需治疗。病告痊愈。

【按语】病发于阴囊及前阴，乃肝经所循行之处。肝胆湿热循经下注，蕴结阴囊，外发为皮疹，阻滞肌肤络脉故见疼痛，故急以除湿热、通血络而止痛为治，方中以龙胆泻肝汤加板蓝根清利肝胆湿热，并清热解毒，加川楝子疏肝理气止痛；合蜈蚣、全蝎、马钱子通络止痛。复诊时因湿热已尽去，故以桃红四物汤加味治疗，以活血止痛为主，兼清余热。治疗中配合外用及针灸，意在调畅气血，活血通络而止痛。治疗中，随证进退，重在祛邪，使邪去正安而病得愈。

案 2　李某，女，陕西省洋县人，50 岁，1988 年 7 月 18 日初诊。

主诉：左侧头痛剧烈，纳差、便稀 2 周。

病史：患者于 10 多天前左侧眉毛部位起一小痘，自己抓破后结痂。慢慢发现头痛，以左侧为重，轻度发烧。遂去洋县金水地段医院住院治疗。住院后因头痛逐渐加重，被诊断为"细菌性脑膜炎"，给予大量抗生素治疗，病不见好转，头痛如刀劈状不可忍受，曾经组织本院医师三次会诊，均以脑膜炎定论，先后三次以病危通知书告其家属，家里已经准备好棺材。适逢余下乡省亲在家。家属征得医院同意求余前往会诊。余畏 20 公里土路无车，家属以手扶拖拉机接送之待遇再三邀请。病急不能怠慢，一路颠簸前往，窃思家属所言痛楚类似疱疹。细查患者痛苦面容，头痛以左侧为著，纳差，便稀。再看病历，均按细菌感染治疗，未用抗病毒药物。

专科检查：左侧眉毛及耳上发际部位各见一个已经结痂的丘疹，无严重呕吐现象，项软，未发现脑炎相关体征。舌淡，苔白厚，脉象沉细无力。

中医诊断：蛇串疮（头部）。

辨证：脾虚湿阻中焦。

治法：健脾除湿，活血止痛。

治疗方案：（1）除湿胃苓汤加味：白术 15g，茯苓 30g，猪苓 10g，泽泻 10g，桂枝 10g，苍术 10g，厚朴 10g，陈皮 10g，甘草 6g，白芷 10g，全蝎 6g，川芎 10g，制马钱子 0.9g，地龙 10g，党参 20g。每日 1 剂，水煎 2 次混合后早晚饭后服。

（2）六神丸适量研细末，以白醋调成糊状涂擦患处，每日3次。

（3）维生素 B_{12} 注射液，每次 0.5mg，肌内注射，每日1次。

（4）维生素 B_1 片，每次 30mg，每日3次，口服。

二诊：经过中西药3天治疗，疼痛减轻，患者精神明显转好，大便1日2次，每餐可食一碗稀饭。又按照以上方法治疗3天，好转出院。

【按语】首先，本案带状疱疹患者由于无典型皮疹，仅有几个小丘疹分散藏于眉毛、发际之内，加之当地医院无专科医生，患者疼痛剧烈，误以细菌性脑膜炎治疗，一误再误。其次，患者为家中栋梁，平素强势，当得知医院已三下病危，精神已垮。现已排除脑膜炎，疱疹乃小病不足畏惧，遂精神重振，正气自当来复，加上对证治疗，收桴鼓之效。本案患者纳差、腹泻恐由大剂抗生素，苦寒损伤脾胃所致，故方中以除湿胃苓汤加党参健脾除湿，扶助正气，祛邪外出，并推血助行，以荣养血络而止痛；加全蝎、地龙、马钱子通经和络，以达"通则不痛"之效；白芷祛风除湿止痛，川芎活血止痛，两药并用，性味芳香辛温，发散通络，善上行而止痛，兼引经之用。六神丸醋调外用，具有解毒止痛、活血通络之功，内外兼治，与病相应而愈。

案3　成某，51岁，陕西省政府工作人员，2008年9月18日初诊。

主诉：右侧腰背部疼痛2个月。

病史：患者2个月前右侧腹部至腰背部起大片丘疹、水疱，疼痛，病后去南郊某院皮肤科住院，按带状疱疹抗病毒治疗1个月，丘疹、水疱消失，但是疼痛不减，又转至西京医院住院治疗，给予止痛剂、神经营养剂等治疗20余天，仍然感觉腰背部疼痛，严重时衣服不敢接触皮肤，阵发性刀割样疼痛，朋友建议采用中医治疗，遂来中医医院皮肤科住院治疗。

专科检查：右侧腹部至腰背未见皮损，触痛明显，除血压、血脂稍偏高外，其他各种实验室检查均在正常范围。身体较胖，舌质黯红，苔白润，脉象沉弦。

中医诊断：缠腰火丹。

辨证：瘀血阻络。

治法：理气活血，通络止痛。

治疗方案：（1）桃红四物汤加味：桃仁10g，红花10g，当归10g，川芎10g，生地15g，白芍30g，枳壳10g，甘草10g，制马钱子1g，郁金12g，全蝎8g，蜈蚣2条（去头），地龙10g，瓜蒌皮12g，薤白15g。每日1剂，水煎2次混合后早晚饭后服。

（2）软皮热敷散，以黄酒拌湿蒸热后，在患部热敷，每日2次，每次20分钟。

（3）在疼痛部位针刺，拔罐，每日 1 次。

（4）用全蝎、王不留行、蝉蜕研细末，每次取 30g，醋、芝麻油调成糊状涂于患处，每日 2 次。

（5）红花注射液 20ml 加入 5% 葡萄糖注射液 250ml 静脉滴注，每日 1 次。

（6）血塞通 200mg 加入 5% 葡萄糖注射液 250ml 静脉滴注，每日 1 次。

注意饮食禁忌，不食海味及辛辣刺激性食物。

二诊：服药 7 剂，疼痛明显减轻，皮肤接触衣服没有异常反应，无其他不适症状，效不更方。

三诊：疼痛基本消失，无其他不适症状，建议出院休息，用中药巩固 1 周。

【按语】本案患者发病已经 2 月，久病入络，瘀血停滞络脉，不通则痛。"硬麻肿痛，不是瘀血便是顽痰"，该患者发病 2 月，痛点固定不移，当是瘀血无疑。用桃红四物汤活血化瘀止痛，白芍、枳壳、甘草是缓急止痛之角药；郁金、瓜蒌皮、薤白为专治胸背部疼痛之角药；制马钱子、全蝎、蜈蚣、地龙是治疗带状疱疹疼痛的"王牌药"，其他外治方药如软皮热敷散具有温经活血止痛作用；全蝎、王不留行、蝉蜕研细末，用白醋调成糊状涂搽是先师留下治疗疱疹疼痛的秘方，都是临床多年验之有效的方法。针刺、拔罐也是以止痛为主，红花、血塞通活血止痛不需赘言。营血通畅，经脉得养，痛安不止。

案 4 姚老太，1938 年 7 月出生，2015 年 7 月 21 日初诊。

主诉：左肘关节至手指疼痛半年。

病史：在省城某著名西医医院疼痛科做过各种检查，结果均为阴性，用过卡马西平等西药治疗全然无效，医院无计可施，建议转诊。后在省级中医院骨科综合治疗亦无寸效。

专科检查：从左肘关节至手指疼痛呈带状分布，疼痛类型为针刺样。表情痛苦，疼痛严重时欲觅安乐死法而不得。心烦易怒，眠食几废。血压居高不下，头昏脑涨。浑身上下并无皮疹。舌红苔黄，脉象沉弦。

中医诊断：隐性或顿挫型蛇串疮。

辨证：气滞血瘀型。

治法：活血化瘀，通络止痛。

治疗方案：桃红四物汤加减：桃仁 10g，红花 10g，当归 10g，川芎 10g，生地 20g，白芍 30g，蜈蚣 2 条，制马钱子 1g，桑枝 10g，瓜蒌 10g，薤白 15g，姜黄 10g，枳壳 10g，甘草 10g，乳香、没药各 10g，丝瓜络 10g，穿山甲 8g（冲服），全蝎 5g，青风藤 10g。3 付，水煎服。

二诊：2015 年 7 月 24 日。患者诉疼痛有所减轻，夜眠稍安。原方去青风藤，以其不良反应大之故。桃仁 10g，红花 10g，当归 10g，川芎 10g，生地 20g，白芍 30g，蜈蚣 2 条，制马钱子 1g，桑枝 10g，瓜蒌 10g，薤白 15g，姜黄 10g，枳壳 10g，甘草 10g，乳香、没药各 10g，丝瓜络 10g，穿山甲 8g（冲服），全蝎 5g。5 付，水煎服。

三诊：2015 年 7 月 29 日。患者诉上方服后疼痛减轻不明显，伴心烦易怒，食纳欠佳，气虚懒言，夜眠不佳，汗出不已。考虑高年久病气阴双虚，拟于上方加黄芪、山茱萸以双补气阴。青风藤虽不良反应较大，还得用上，且量不宜少。桃仁 10g，红花 10g，当归 10g，川芎 10g，生地 20g，白芍 30g，蜈蚣 2 条，制马钱子 1g，桑枝 10g，瓜蒌 10g，薤白 15g，姜黄 10g，枳壳 10g，甘草 10g，乳香、没药各 10g，丝瓜络 10g，穿山甲 8g（冲服），全蝎 5g，山茱萸 12g，黄芪 15g，浮小麦 30g，青风藤 15g。6 付，水煎服。

四诊：2015 年 8 月 5 日。患者诉本次服药后还是效果不明显，疼痛依然如故，汗出不止，心慌气短。详细询问后得知，患者畏寒肢冷，炎炎夏日晚上睡觉须用棉被盖住上半身，这几天手脚冰凉，甚至有瑟瑟发抖之状。以此判断，患者阳气虚衰，这可能是本病长期不愈的根本所在。治疗上亟须益气扶阳以驱除沉寒痼冷，可少佐地黄以制之，为防止青风藤对胃肠道的刺激，本次可以弃去不用。桃仁 10g，红花 10g，当归 10g，川芎 10g，生地 20g，白芍 30g，蜈蚣 2 条，制马钱子 1g，桑枝 10g，瓜蒌 10g，姜黄 10g，枳壳 10g，甘草 10g，丝瓜络 10g，全蝎 5g，山茱萸 12g，黄芪 30g，浮小麦 30g，熟地 20g，附片 10g，肉桂 5g。3 付，水煎服。

五诊：2015 年 8 月 8 日。由老伴儿陪同前来。诉上方服后疗效卓著，疼痛减去大半，畏寒肢冷症状减去大半，汗出亦大为减少，心情豁然开朗，对痊愈充满信心。要求续服上方，正与我效不更方思路相合。遂为其处方如前，加青风藤以彻底消除疼痛。桃仁 10g，红花 10g，当归 10g，川芎 10g，生地 20g，白芍 30g，蜈蚣 2 条，制马钱子 1g，桑枝 10g，瓜蒌 10g，姜黄 10g，枳壳 10g，甘草 10g，丝瓜络 10g，全蝎 5g，山茱萸 12g，黄芪 30g，浮小麦 30g，熟地 20g，附片 10g，肉桂 5g，青风藤 30g。6 付，水煎服。

六诊：2015 年 8 月 15 日。患者与老伴儿一起前来，神情自然，爽朗乐观，诉服上方后疼痛已完全消失，只是汗多一些，胃口还不太开。拟于后日回乡下老家小住以消暑，希望带上几服药以防复发、调胃口、止虚汗。于是为之疏方：桃仁 10g，红花 10g，当归 10g，川芎 10g，生地 20g，白芍 30g，蜈蚣 2 条，制马钱子 1g，桑枝 10g，瓜蒌 10g，姜黄 10g，枳壳 10g，甘草 10g，丝瓜络 10g，全蝎 5g，山茱萸 12g，黄芪 30g，熟地 20g，附片 10g，肉桂 5g，煅牡蛎（先煎）20g，五味子 10g，麻黄根 10g，鸡内金 15g，炒麦芽 15g，穿山甲 5g。6 付，水煎服。

【按语】带状疱疹难治，其后遗神经痛尤其棘手，而老年人的顿挫型治疗更是难上加难。难就难在无证可辨，没有皮疹显现。然而细心一点还是能够发现蛛丝马迹的，比如，疼痛的时间、部位，疼痛的性质等等。作为医者关键还要有一定的皮肤病专业知识，临证时全面分析，综合判断，不漏掉任何可疑之处，尤其要在问诊上下功夫，方不至于误诊误治。本案共六诊，前后用药 30 余剂。期间有病情僵持的一段时间，经问诊调整药味后迅速扭转局面。用药上虫类适当伍入，并"聚毒药以供医事"，并未见明显不良反应的发生。此案为老年性皮肤病的治疗提供了好思路。

（四）临证经验

韩世荣教授总以临证详辨，据证选方，以期缩短病程，减轻症状，预防并发症和后遗神经痛。常将本病分证型治疗，如属肝胆湿热型者，用龙胆泻肝汤加减，属肝郁化火型用丹栀逍遥散加减，脾胃湿盛型者，常选除湿胃苓汤加减。也有按部位分型，如发于腹部者，予以少腹逐瘀汤加减治疗，在胸部者，则予血府逐瘀汤加减，病在四肢者，用桃红四物汤加减。后期，病久络虚，邪毒留恋，常在祛邪基础上佐以扶正之品治疗。对于已经发生带状疱疹后遗神经痛者，中医往往有着较好的治疗方法。本症多发于年老体弱者，可能与病毒感染后所遗留的神经组织内的炎证、水肿和出血瘢痕有关，加之患者自身修复能力差，故更易致此证。韩老师认为，本证多由正气不足，病久络脉虚弱，余毒或湿毒留恋不去，瘀滞侵入络脉，不通则痛，同时由于络脉不通，以致营血失荣，不荣则痛。本病的疼痛程度因人而异，主要表现为受病部位灼痛、窜痛、刺痛，而且疼处固定不移，频繁发作，经久不愈，中医辨证应属于"瘀"证范畴，故症状特点在"痛"，病机在络阻不荣，治疗要点在"通"和"荣"。

每遇后遗神经痛，尤其是发生在头部、手指及生殖器部位的带状疱疹，往往疼痛剧烈，似锥刺刀割状，韩老师常在辨证的基础上加用活血化瘀、通络止痛之品，尤善使用全蝎、蜈蚣、地龙之类虫药，痛甚者可加用制马钱子，认为此类药物皆属治疗带状疱疹神经痛的止痛妙品，无药可代。

外治方面，在疱疹早期，疼痛为主者，局部常以六神丸外用；疱疹消退，后遗神经痛者，以软皮热敷散外治以温经活血止痛，常配合外用自制复方全蝎粉（全蝎、王不留行、蝉蜕，共研细末，用白醋调成糊状涂搽，乃韩老师治疗疱疹疼痛的秘方）及针刺、拔罐等以通络止痛。

（五）零金碎玉

韩老师根据其经验认为，马钱子具有极强的通经络、散结聚、消肿毒之功，为治疗带状疱疹神经痛不可多得之佳品。其虽有毒，但炮制得法、药用量小，伍入扶正剂中，则无须虑其毒不良反应；味虽极苦，却非但无伤脾败胃之患，反有开胃进食之功；性虽极寒，却非但无寒凝血脉之过，反有行血止痛之效。然而向来善用者罕有，多是由于畏其所具的毒性，故对其进行正确的炮制则显得尤其重要。在炮制时，应以油炸或在砂子中翻炒，至皮内紫红色为度，再用小刀将表面所附着的绒毛刮净，方可入药，正如张锡纯所言："治之有法，则有毒者，可至无毒。"临床常用量每剂可至1g（2020版《中国药典》散剂每日常用量为0.3~0.6g），此为汤剂用量。马钱子粉剂，口服成人一日极量为0.9g，不可不慎。

另外，本病治疗中，尤宜重视引经药的使用，以收到事半功倍的效果，如痛在头部加白芷、川芎，在胸部者加瓜蒌、薤白，在腹部者加延胡索、川楝子，在上肢者加姜黄、蜈蚣，在下肢则加木瓜、川牛膝等。

带状疱疹多为热邪为患，治疗中每用苦寒除湿及辛燥行血之品，均可耗伤阴液，致脉络枯涩，血行迟滞，从而加重血瘀，故治疗中常选用辛润通络、滋而不腻之当归、生地、白芍之属，以增其阴液，使阴血得充，经络荣通，故痛得速已。

第四节　足癣或湿疹

湿疹是一种过敏性炎症性皮肤病，临床上以皮损对称分布，多形损害，剧烈瘙痒，倾向湿润，反复发作，易成慢性为特点。湿疹根据病程进展可分为急性湿疹、亚急性湿疹和慢性湿疹，发病无明显年龄和性别区分，是一种常见的皮肤科疾病，严重影响人民的健康及其日常生活。

中医古籍称本病为"湿疮"，因本病具有多形性，根据不同的皮损特征，名称各不相同。渗液较多，浸渍全身者称为"浸淫疮"，以丘疹为主者，又称"血风疮"或"粟疮"，发于耳部者，又称"旋耳疮"，发于肘膝部位，又称"四弯风"，发于脐周，又称"脐疮"，发于阴囊者，又称"肾囊风"或"绣球风"，发于婴幼儿头面延及躯干四肢者，称为"奶癣"，发于手指掌面或足部者，称为"痼疮"，发于乳头者，称为"乳头风"。中医学认为，本病多因先天禀赋不足或后天失其调养，或过食辛辣刺激、肥甘油腻及腥味动风之物，导致脾胃受损，运化失司，湿热内生，复外受风邪，内外邪气搏结，浸淫肌肤所致。

临床上，湿疹之病常缠绵难愈，且易反复发作，这与湿邪蕴肤有着直接关系。湿邪的产生可由外而感，亦可由内而生。因于外感者，常由腠理不密，卫外不固，或久处湿地、汗出受风等，致湿邪或湿邪夹风，外伤肌表，滞留不解。其由内生者，常由饮食不节，脾胃受伤，湿邪生内，蕴郁化热外发于肌肤，或因脾胃虚弱，气血化源不足，皮肤失养而成本病。

现代西医目前多认为本病是在机体内部因素如免疫功能异常、皮肤屏障功能障碍等基础上，由多种内外因素综合作用的结果。微生物可以通过直接侵袭、超抗原作用或诱导免疫反应引发或加重湿疹。

（一）辨证思路

湿疹急性期多为外感风湿热邪，发于肌腠致病，常表现为湿热浸淫之象，须清热与祛湿并用；在亚急性期，多以中焦脾胃虚弱、水湿泛溢为主，在祛邪基础上更要注重扶正，顾护脾胃，标本兼治；慢性期本病多以皮损粗糙干燥、瘙痒剧烈为特点，乃肌肤失养之征，重在疏肝理脾，养血润肤。本病病位在肌肤，与心、肝、脾密切相关。基于以上认识可以制定相应治疗方案。

以韩世荣教授为代表的长安流派传人采用中西医结合疗法治疗本病，在急性期以清热利湿、疏散风热为主，亚急性期以健脾化湿为主，慢性期以养血祛风、疏肝健脾为法，合理应用外治法，巧用虫类药及引经药，配合适当的抗过敏及抗炎类药物，中西医结合治疗湿疹，可显著提高治愈率和缓解率，降低复发率，延迟复发时间，比单纯西药或单纯中药治疗有明显的优越性。

（二）治疗方案

1.湿热浸淫证

症状：发病急，皮损面积大，色红灼热，丘疱疹密集，瘙痒剧烈，抓破脂水淋漓，浸淫成片，伴胸闷纳呆，身热不扬，腹胀便溏，小便黄，舌红，苔黄腻，脉滑数。热重于湿证：皮损色红、灼热，渗出较少。湿重于热证：皮损渗出较多，浸淫成片。

辨证：湿热搏结，浸淫肌腠。

治法：清热利湿，解毒止痒。

处方：热重于湿证：龙胆草 6~10g，栀子 10g，黄芩 10g，柴胡 10g，生地 20g，泽泻 10g，车前子 10g，当归 10g，通草 6g，甘草 6g。湿重于热证：草薢 10g，泽泻 10g，薏苡仁 30g，黄柏 10g，牡丹皮 10g，茯苓 15~20g，滑石 15g，通草 6g。

加减：瘙痒剧烈加地肤子、白鲜皮、海桐皮、蝉蜕等；脘腹胀满，加砂仁、白蔻、枳壳等；若基底潮红肿痛，结痂肥厚，渗液色黄等，加忍冬藤、连翘、地肤子、苦参等；肝经湿热下注，皮损以二阴为主者，加蛇床子；皮损肿胀明显，加冬瓜皮、大腹皮、茯苓皮等；渗液浑浊，兼有脓液者加鱼腥草、金银花、败酱草。

分析：此型多见于急性湿疹。急性湿疹属内热炽盛，蕴湿不化，或风热之邪与湿毒搏结，熏蒸肌肤而发。热盛则斑，故见皮损基底潮红，湿邪泛溢，则见皮肤肿胀，结为水疱，湿甚者，可见水疱滋水淋漓，溃烂浸淫，治宜湿热兼治，临床常根据湿热之偏重，或以清热为主，或以利湿为重，或两者并重。热重于湿者方用龙胆泻肝汤加减，方中龙胆草大苦大寒，既能清利肝胆实火，又能清利肝胆湿热，是为君药；黄芩、栀子苦寒泻火，燥湿清热，共为臣药；泽泻、通草、车前子渗湿泄热，导热下行，当归、生地养血滋阴，使邪去不伤阴血，共为佐药；柴胡舒畅肝经，引药归于肝经，甘草调和诸药，共为佐使。

湿重于热者方用萆薢渗湿汤加减，方中萆薢、滑石、泽泻、通草清利湿热于下，薏苡仁、茯苓健脾渗湿于中，黄柏清热燥湿，解气分之热毒，牡丹皮凉血散瘀，泻血分之伏火。

此外，无形之热常依附于有形之湿，湿不祛则热不得除，故治湿热之证，分离湿热是关键，而分离湿热，则重在治湿，正如吴鞠通所言："徒清热则湿不退，徒祛湿则热愈炽。"治湿又贵在通阳化气，若阳气不化，气机不畅，则湿邪难去，湿不去则热难清。若湿热蕴郁三焦，其病变常以中焦脾胃为主，治湿应当用分消走泄之法，灵活运用开上、畅中、渗下之法，切忌湿未化而过早误投寒凉，伐伤脾胃，致使运化失职，水湿更盛。

2. 风热蕴肤证

症状：起病较急，发病以头面为著，也可延及周身，皮损基底潮红，覆有细薄干燥鳞屑，常无水疱及渗液，或渗出较少，可伴见瘙痒夜甚，夜卧难安，心烦急躁，唇红口干，便干尿赤，舌红，苔少或薄黄，脉浮数。

辨证：风热犯表，发于肌肤。

治法：疏风清热，透疹止痒。

处方：金银花 20g，连翘 20g，生地 20g，赤芍 10g，羌活 10g，独活 6g，白芷 10g，荆芥 10g，防风 10g，甘草 6g。

加减：瘙痒重者，加地肤子、白鲜皮、蝉蜕、浮萍等；口干口渴，喜冷饮者，可加花粉、沙参、石斛等；大便干结加胡麻仁、大黄等；皮损偏于下半身者，加川牛膝、萆薢，去羌活；皮损偏于上半身者加菊花、蒲公英、白茅根，去独活。

分析：本型多见于急性期或慢性湿疹急性发作者。常因素体偏热，加之风邪外犯，发于肌肤所致。方中荆芥、防风辛温发散，祛风止痒，合金银花、连翘辛凉散热，芳香去秽，宣达腠理以透散风热，共为方中主药。风为阳邪，易从热化，且风邪浸淫血脉，易于损伤阴血，致血虚生燥，往往使风病进一步加重，加之祛风药物辛温香燥亦易伤人阴血，助阳化热，故以生地清热而凉血，益阴养营，最为合拍。赤芍，《本草纲目》谓其能"散邪，能行血中之滞"，《妇人大全良方》提出"医风先医血，血行风自灭"，故用赤芍活血以祛风，散邪而凉血。白芷辛温发散，功善祛风除湿，《滇南本草》："祛皮肤游走之风。"羌活与独活均性味辛苦微温，都能祛风除湿止痛、发汗解表，临床常用治风寒湿痹证及外感风寒湿邪之表证，《本草纲目》曰："羌活、独活皆能逐风胜湿，通利关节。"但两者又各有所长，羌活性善上行，独活性善下行；羌活性味雄烈，发汗解热作用较强，擅长解表，能上达颠顶，横行上肢筋脉，独活性味较淡而和缓，除湿作用较强。诸药相合，共奏祛风止痒、清热解毒之功，随证应用，常获佳效。

3. 脾虚湿蕴证

症状：发病较缓，病程较长，皮损基地色淡红，丘疹，渗液较多或渗出淋漓不断，常伴厚层结痂，可伴面色㿠白无华，身困乏力，不欲饮食，腹胀便溏等，舌淡胖，苔白腻，脉濡弱。

辨证：脾胃虚弱，运化失司，湿邪内生，蕴结肌肤。

治法：健脾和胃，除湿止痒。

处方：茯苓15g，猪苓10g，桂枝6~10g，防风10g，车前子10g，泽泻10g，苍术10g，厚朴10g，陈皮10g，白术10~15g，栀子10g，滑石20g，甘草6g。

加减：瘙痒甚者，加蝉蜕、僵蚕、荆芥、防风等；渗出多者，可配六一散、猪苓等；皮损以下肢为著者，加木瓜、牛膝等；纳呆腹胀，加鸡内金、焦三仙等。

分析：此型多见于亚急性湿疹及慢性湿疹。多由急性湿疹迁延不愈而成，病程日久，脾胃已虚，或大苦大寒药物伐伤脾胃，运化失职，水湿内生所致，故见水疱、丘疱疹、渗液，甚至脘腹胀满、不欲饮食。方用除湿胃苓汤健脾和胃，除湿止痒，以大缓急兼顾，标本同治。方中以平胃散（苍术、厚朴、陈皮、甘草）燥湿运脾、行气和胃；以五苓散（白术、泽泻、茯苓、猪苓、桂枝）健脾化气、利水渗湿，加栀子、车前子、滑石清热利湿，少佐防风祛风胜湿止痒。

4. 肝郁脾虚证

症状：病情诱发及加重常与情绪因素密切相关，皮损干燥粗糙，基底部暗红或淡黯，一般无渗液，皮纹增粗，呈苔藓样改变，瘙痒剧烈，入夜尤甚，常伴心烦易怒、胸胁胀痛，女性患者可伴有月经不调，乳房胀痛，疾病复发与加重常与月经、孕产密切相关，舌红，苔白或黄腻，脉弦或弦濡。

辨证：肝郁脾虚，肌肤失养。

治法：疏肝健脾，祛风止痒。

处方：牡丹皮 10g，栀子 10g，柴胡 10g，白术 10g，茯苓 15~20g，当归 10g，白芍 20g，羌活 10g，白蒺藜 15~20g，荆芥 10g，防风 10g，地肤子 15g，白鲜皮 15g。

加减：心烦失眠，难以夜寐，加夜交藤、龙齿、合欢皮、合欢花等；病久难愈，皮损肥厚粗糙者，为顽湿蕴结，加用活血通络之品，如威灵仙、泽兰，甚者可加用全蝎、蜈蚣、乌梢蛇等；皮损手足为著者，常加桑枝、木瓜等；胸胁胀痛者加香附、郁金等；女性患者乳房胀痛、月经不调者，加桃仁、红花、益母草等。胸胁胀痛加陈皮、厚朴、香附；便秘加瓜蒌、熟大黄；尿黄加茵陈、六一散；恶心呕吐加竹茹、乌梅。可配合服乌鸡白凤丸、八珍益母丸等。

分析：本型多见于情志不畅及女性患者，多因情志失调，肝郁气滞，肝木乘土，脾胃虚弱，湿热内生，发于肌肤所致。肝郁气机不畅，肌肤腠理滞涩，故见皮损基底暗红或淡黯，肝郁日久，肝血不足，无以濡养肌肤，故见皮肤干燥粗糙，女性患者肝郁气滞，影响冲任，还可见月经不调。本方由丹栀逍遥散加味而成，丹栀逍遥散疏肝解郁，健脾养血，从发病之本着手。加羌活祛风胜湿，散寒止痛，《本草品汇精要》言羌活主治"肌表八风贼邪，除新旧风湿。"白蒺藜疏肝解郁，活血散瘀，祛风止痒，如《神农本草经》云其："主恶血，破瘀结积聚。"《名医别录》载蒺藜"主身体风痒"。诸药相合，共奏标本兼治、内调肝脾之本，并疏理气血，外散风湿之标，并荣养肌肤，故得邪去正安，体复痒止。

5. 血虚风燥证

症状：病程久，反复发作，皮损色淡或色素沉着，粗糙肥厚，剧痒难忍，遇热或肥皂水后瘙痒加重，皮肤干燥脱屑，常有皲裂，可伴有神疲倦怠，头晕健忘，口唇干燥，食纳差，舌淡，苔白，脉细弱。

辨证：心脾血虚，生风化燥。

治法：养血润燥，祛风止痒。

处方：当归 10g，生地 20g，白芍 20g，川芎 10g，黄芪 10g，何首乌

20~30g，白蒺藜 20~30g，荆芥 10g，防风 10g，炙甘草 6g。

加减：瘙痒较甚，加蝉蜕、地肤子、白鲜皮等；夜寐不安者，加龙骨、牡蛎、夜交藤、酸枣仁等；面色㿠白少华，舌淡红少苔，脉细弱者，加党参、黄精；头晕、健忘者，加远志、龙眼肉；便干结者，加火麻仁、郁李仁、柏子仁。

分析：此型多见于慢性湿疹病程较长者。此型多因病程日久，阴血失养所致，阴血不足，肌肤失养，故见皮肤干燥、脱屑，血虚生风，肌肤失养，故瘙痒难忍，治宜养血润燥，祛风止痒。方用当归饮子加减，方中四物养血和血，防风、白蒺藜、荆芥祛风止痒，黄芪、炙甘草补气健脾以固表，何首乌补肝肾、养阴血。

（三）典型医案

案 1 成某，男，58 岁，陕西省蔡家坡人，2010 年 3 月 21 日初诊。

主诉：阴囊潮红、渗出、瘙痒，伴右侧阴囊肿痛 1 周。

病史：患者于 1 周前，无明显诱因出现阴囊皮肤潮红斑片，并见丘疹、水疱，继而渗水，自觉剧烈瘙痒，同时见右侧睾丸及阴囊肿痛。未做特殊治疗，病情加重，遂来诊治。既往有前列腺增生病史。

专科检查：阴囊皮肤发生丘疹、水疱、红斑，有轻度渗出，右侧阴囊肿胀较著，睾丸肿大，扪之坚硬，压痛。舌质红，苔黄厚腻，脉象弦细数。

西医诊断：急性阴囊湿疹合并睾丸炎。

中医诊断：肾囊风合并子痈。

辨证：肝胆湿热，下注肾囊。

治法：清利湿热，解毒止痒

治疗方案：（1）龙胆草 8g，栀子 10g，黄芩 10g，柴胡 8g，生地 12g，泽泻 10g，通草 6g，车前子 10g（包煎），当归 10g，川楝子 15g，橘核 30g，蛇床子 10g，苦参 6g，甘草 6g。水煎服，每日 1 剂，水煎 2 次混合早晚饭后分服。

（2）同时配合口服盐酸左西替利嗪胶囊 5mg，1 次/日。

（3）皮损区外用中药煎汤湿敷：连翘、生地榆、马齿苋、苦参、蒲公英、芒硝（兑入）各 30g，上述药物除芒硝外加水泡 30 分钟后煮沸 20 分钟，连煮 2 次，再冲兑芒硝，滤渣取汁。待凉后冷敷患处，每日 2 次，每次 30 分钟。

二诊：治疗 10 日后睾丸及阴囊肿痛明显减轻，丘疹、水疱、红斑等较前好转，已经干燥，无渗出，仍觉瘙痒，舌苔薄黄，脉象弦细略数。选用前方去苦参，加延胡索、川草薢各 10g，白鲜皮 15g，白蒺藜 20g。7 剂，每日 1 剂，水煎 2 次混合后早晚饭后分服。外用方法同前。

三诊：睾丸及阴囊肿痛基本消失，皮肤丘疹、水疱，红斑明显好转，轻度瘙痒感，舌质淡红，苔薄白，脉象弦细。治疗按二诊方再进6剂，以巩固疗效。1周后所有症状全部消失，皮肤恢复正常。病告痊愈。

【按语】肝的经脉绕阴器，过少腹，肝经湿热下注，阴囊部位红斑、丘疹、水疱、渗出、瘙痒，湿热下注肾子，气血壅阻，经络不畅，故见睾丸或附睾肿大疼痛，阴囊皮肤红肿。舌脉之象均属肝经湿热之证，故以龙胆泻肝汤加苦参以清利湿热，其中苦参善除下焦湿热，与黄柏、龙胆草等相似，又能祛风、杀虫而止痒，以治疗皮肤湿疹、瘙痒等症为特长；川楝子、橘核疏肝理气，消肿散结；蛇床子燥湿止痒，并引诸药直达病所。外用药冷敷患处清热解毒，燥湿止痒散结。内外结合，故收佳效。

（四）临证经验

韩世荣教授摸索出一套中西医结合治疗本病的基本规律，即采用辨证与辨病相结合的方法指导中西医结合疗法。

皮肤病成氏医学长安流派，重视临床实效，在皮肤病的理论研究、诊疗方法、护理预防等方面均有独到见述，因其具有相对特定的地域性，且在诊疗疾病范围与其他地域相较，具有一定的特殊性，加之其学术渊源有别于其他医家，在临床学术观点及诊疗方法上具有一定的特色，故能自成一家。

中医学对疾病的认识是通过辨证，即审证求因、辨别病位、分清证型、区别疾病的特殊性，找出主证以探求疾病的本质。西医学对疾病的认识是通过辨病，即用现代科学的检测手段，从病因、病理、生物化学、免疫学等方面探求疾病的实质。中西医结合就是采用辨证与辨病相结合的方法，运用西医检测手段对本病临床和实验检查结果进行分析，同时用中医的四诊八纲进行辨证分析，分型施治，抓住主要矛盾采用中西药有机地配合治疗，取得相辅相成、互助互补的满意效果。在多年的临床实践中，韩老师始终立足于中医，参照西医，将中西医诊断、研究和治疗的不同方法，有机地结合在一起，并通过临床反复实践，加以总结完善，进行优势互补。中西医结合的目的是为了服务于临床，更好地发挥中医辨证论治的优势。由于中西医研究的侧重点不同，在临床治疗疾病时必然会有其各自的特点。韩老师指出："中西医结合，不是用点中药再吃点西药，是选择二者各自的优势，要采取西医诊断、中医治疗，达到优势互补的目的。中医从整体把握，根据辨证分析用药，同一种病，辨证的结果不同，则选用不同的方药，即病同药不同，即同病异治；不同的病，如果病机相同，那么，治疗方法、使用药物相同，即异病同治。而西医从微观把握病情，无论人的体质、节气等情况是否存在差异，只要所患疾病相同，就用相同的药物，即病同则药同。"临床治疗上，则需要借鉴现代西医所具备的诊疗优势，与中医辨证论治有机地结合起来，方能更好地提高临床治疗效果。

（一）辨证之治，重在整体

皮肤位居一身之表，通过经络内连脏腑，赖卫气营血以及津液正常布散温养，方得发挥卫外的功能。若患者禀赋素弱，加之后天调摄失度，如饮食失节、起居不慎、情志失和等，则可致脏腑、气血、经脉功能失调，变生痰、湿、瘀、热等邪气，外发肌肤。

（二）顾护脾土

脾居中焦，为后天之本，气血生化之源。韩老师认为，在本病后期，亦须注重对脾胃的调理，使脾胃健运，气血充盛，灌溉四旁，则正气足而邪自去，从而达到不治之治。临证多以虚实夹杂之证多见，治宜视其邪之偏重，或清热，或祛风，或除湿，以急治其标，但在治疗用药中，若重投寒凉解毒，则易戕伐脾阳，过用辛温苦燥，则又徒耗其胃阴，故即使未见脾胃虚损之征，亦应时时顾护其脾胃，缓图其功，不可过剂。对于小儿，因其脏腑娇嫩，用药尤宜轻灵活泼，力避滞重，以免伤及中州。选药多以质地轻清上行之品，以免犯及中下，如清热多用金银花、连翘等轻宣透热。对于热毒壅盛者，虽需寒凉直折之黄柏、龙胆草、黄芩等，也常小其量投之，且须中病即止。若兼有脾虚者，则宜标本兼顾，在辨证论治的基础上加入和胃运脾之品。

（三）重视除湿

湿邪蕴结肌腠，是湿疹发病的直接原因。湿性黏腻，对于慢性复发性湿疹，尤应重视应用除湿之法。若湿邪在表，重在宣化，以因势利导，达邪出表，药如荆芥、羌活等；顽湿锢结肌腠络脉，重在通化，使邪有去路，邪气易散，药如威灵仙、羌活、独活，或用红花、赤芍，甚者用蜈蚣、乌梢蛇等；湿邪泛溢肌表者，治宜淡渗利湿；湿浊滞留内外者，治宜理气化湿；湿郁化热，重在分利，使湿去热孤，热亦易散；风湿相搏，治宜祛风胜湿；若湿热伤阴，宜在辨证的基础上，伍用甘淡养阴之品，健脾助运。内生湿邪常常是本病发病的内在因素，又是外湿伤人的内应，而欲去除内湿，则应始终以健运脾气为中心，根据辨证灵活运用健脾助运、疏肝健脾、调和脾胃、行气化湿等法治疗，以绝水湿之源。

第五节　神经性皮炎

　　神经性皮炎是一种神经功能障碍引起的以阵发性剧烈瘙痒和皮肤苔藓样变为主要临床表现的慢性瘙痒性皮肤病。多发生于颈项、眼睑、四肢伸侧、外阴、骶尾等部位。

　　古代医学称之为"牛皮癣""摄领疮"等，中医认为，本病初起为风湿热邪阻滞肌肤，日久血虚风燥，肌肤失养，情志郁闷，衣领拂之，搔抓，喜食辛辣刺激、发物等为诱因或致使疾病加剧。风湿热邪等蕴阻于肌肤，日久而化热生风，风燥伤阴，阴血不足进而肌肤失养，导致肤干发痒。或因情志不遂，郁闷不舒，导致肝郁气滞脾虚，气血运行失调，则急躁易怒，胁胀，善太息，外应于肝经之络脉，凝滞于肌肤则表现为皮肤剧痒难忍。久病、大病、体弱等致营血不足，血虚生风生燥，肌肤失去濡养，故肌肤瘙痒难耐。

　　在隋代对本病已有记录，《诸病源候论》描述为："摄领疮，如癣之类，生于颈上，痒痛，衣领拂着即剧，云是衣领揩所作，故名摄领疮也。"随后历代医学家深入研究，如宋代赵佶《圣济总录》卷一百三十七《诸癣》中云："状似牛皮，于诸癣中最厚，邪毒之甚者，俗谓之牛皮癣。"明代陈实功《外科正宗·顽癣第七十六》云："顽癣……发之大小圆斜不一，干湿新久之殊……顽癣抓之则全然不痛。"隋代巢元方《诸病源候论·干癣候》："干癣，但有匡郭，皮枯索痒，搔之白屑出是也。"形象地指出神经性皮炎苔藓样变的特点，且历代医家也意识到该病易反复发作、久治难愈的特点。

　　神经性皮炎类似于中医的"牛皮癣""摄领疮""钮扣风""顽癣"等。韩老师认为，近年来本病发病有增多趋势，这与现代人们的工作压力大，生活节奏快，心情长期紧张、焦虑、抑郁有关。情志不和易致肝气郁滞，郁久化热，热伏营血，生风化燥而致皮肤瘙痒；肝失疏泄，则脾胃升降失常，湿热由生，郁于肌肤则剧烈瘙痒。

　　西医一般认为本病与神经功能障碍、大脑皮层兴奋和抑制功能失调有着密切的关系。部分患者常伴有神经衰弱、失眠及更年期综合征等，每当疲劳、精神紧张、失眠等诱发疾病发作或加重疾病。长期的搔抓、摩擦、日晒及其他物理刺激因素是重要的因素，还可能与食物辛辣刺激、内分泌紊乱及神经官能症等因素有密切关系。

（一）辨证思路

神经性皮炎类似于中医的"牛皮癣""摄领疮""钮扣风""顽癣"等。韩老师认为，近年来本病发病有增多趋势，这与现代人们的工作压力大，生活节奏快，心情长期紧张、焦虑、抑郁有关。情志不和易致肝气郁滞，郁久化热，热伏营血，生风化燥而致皮肤瘙痒；肝失疏泄，则脾胃升降失常，湿热由生，郁于肌肤则剧烈瘙痒。故临床每见患者伴有情绪急躁，心烦易怒，女子有月经不调、乳腺增生、黄褐斑等气滞血瘀、肝经郁热者，治疗以清泄肝经郁火，祛风止痒，方用自拟丹栀消风汤加味：当归 10g，牡丹皮 15g，栀子 10g，白芍 20g，茯苓 20g，柴胡 10g，白术 10g，甘草 6g，羌活 10g，白蒺藜 30g。水煎服。随症加减，屡获效验。神经性皮炎常发生在肝经所辖部位，以丹栀逍遥散疏泄肝火，健脾养血，加用羌活祛风胜湿，解表散寒，以宣发腠理，使邪去络通，肌肤得以荣养而痒止。《本草汇言》载："羌活功能条达肢体，通畅血脉，攻彻邪气，发散风寒风湿。"然羌活性味辛温，"体轻而不重，气清而不浊"，故善行身半以上而祛上部之风寒湿邪，白蒺藜为疏肝止痒要药，二药相伍恰到好处。韩老师经验，临证若从疏泄肝火论治少效，则以心肝合治，常可收意外之效。韩老师根据《内经》"心部于表"之说，认为心主血脉，运行气血精微布散充养全身，肌肤毛发自得濡养，若心血充盛，则外不为风所扰，内不因虚生风。若心血有伤，心火偏旺，反应于肌肤腠理所流布的血络，而见血虚生风，热盛生风，甚至热壅成疮，故有"诸痛痒疮，皆属于心"之说。常见于年高体衰，肝肾阴亏，相火浮越，暗耗肌肤津液，燥盛生风，且肾水亏虚于下，不能上济于心，或肝血不足，肝火内盛，母病及子，或思虑过甚，耗损心阴者，均可使心火亢盛，瘙痒遂生。是故，心火内盛也是导致皮肤瘙痒不可忽视的因素。治心常加龙齿、珍珠母，二药皆入心、肝两经，潜降肝火，清心安神而止痒，与本病最合。女性常伴有经期瘙痒加剧、乳房结块胀痛者，原方加山慈菇、郁金。至于苦参一味，解毒燥湿、杀虫止痒效佳，但味苦难以下喉，小其量而用之。

（二）治疗方案

1. 风湿蕴肤证

症状：皮损成片，粗糙肥厚，阵发剧痒，并伴有部分皮损潮红、糜烂、湿润，可见抓痕及血痂，舌红，苔薄黄或黄腻，脉濡细。

治法：疏风清热利湿。

处方：牡丹皮、栀子、柴胡、当归、白术各 10g，白芍 20g，茯苓 20g，羌活 10g，白蒺藜 30g，甘草 6g。

加减：瘙痒剧烈者加蝉蜕、荆芥、防风、乌梢蛇。乌梢蛇、蝉蜕乃血肉有情之品，善于搜风止痒。

分析：此型多见于疾病早期，病程较短。风湿热邪阻于肌肤，日久而化热生风，风燥伤阴，阴血不足进而肌肤失养，导致肤干发痒。若患者长期郁郁寡欢，则予以牡丹皮、栀子、柴胡等疏肝解郁，当归活血养血，白术、茯苓健脾除湿，白芍养血柔肝，羌活、白蒺藜祛风止痒，甘草以调和诸药。

2. 肝郁脾虚证

症状：皮损呈暗褐色，粗糙肥厚，部分可呈红色斑片，瘙痒难耐，常伴善叹息，闷闷不乐，夜休差，心烦多梦，舌质红，苔薄黄，脉弦细。

治法：养血健脾，疏肝清热。

处方：当归、芍药、茯苓、白术（炒）、柴胡、牡丹皮、炒山栀、炙甘草、薄荷各8g。

加减：失眠多梦加合欢皮以皮达皮，安神止痒祛风；瘙痒夜甚，夜卧不安，加珍珠母、龙齿、牡蛎。

分析：本方由逍遥散加牡丹皮、山栀而来。当归、芍药与柴胡同用，补肝体而助肝用，血和则肝和，血充则肝柔，牡丹皮、山栀清郁热。诸药合用，使肝郁得疏，血虚得养，脾弱得复，郁热得清，气血兼顾，体用并调，肝脾同治，适宜于神经及精神因素较明显的神经性皮炎患者。一部分神经性皮炎患者临床常伴有焦虑、烦躁、喜怒无常、紧张、压力大、失眠等，常发生于高智商、高职位及忙碌人群，选用此方最为合拍。

3. 血虚风燥证

症状：皮损肥厚粗糙，瘙痒夜间尤甚，皮肤干燥，病程较长，平素可有头晕、心悸等不适症状，舌质淡，苔薄白，脉细。

治法：养血润肤，祛风止痒。

处方：当归10g，川芎10g，白芍20g，生地20g，何首乌10g，白蒺藜30g，黄芪20g，荆芥10g，防风10g，甘草6g。

加减：失眠多梦加合欢皮以皮达皮，安神止痒祛风；瘙痒夜甚，夜卧不安，加珍珠母、龙齿、牡蛎、鸡血藤以增加养血润肤之效。

分析：本型适用于疾病病程日久，而致营血不足，血虚生风生燥，导致皮肤干燥脱屑。部分老年人由于皮肤油脂分泌减少或长期洗澡频繁，皮肤水分流失，皮肤极其干燥，致皮肤剧烈瘙痒，均可予以本方以养血润肤，祛风止痒，以达止痒之效。

（三）典型医案

案 1　屈某，男，36 岁，2002 年 8 月 23 日初诊。

主诉：颈部及四肢伸侧、骶骨部皮肤粗糙，瘙痒反复发作 10 年余，加重近 2 年。

病史：颈部及四肢伸侧、骶骨部皮肤粗糙，瘙痒反复发作 10 年余，近 2 年来加重，已延及上睑部及耳后，皮肤变粗变厚，晚间瘙痒加重，致使不能入睡，情绪波动时加重。平时性格急躁，爱发脾气，多梦易醒，伴有两胁胀满，善太息，舌质红，苔白脉，弦滑。

西医诊断：泛发性神经性皮炎。

中医诊断：牛皮癣。

辨证：肝经郁热证。

治法：疏肝理气，健脾祛风止痒。

治疗方案：丹栀逍遥散加羌活、白蒺藜、合欢皮、乌梢蛇、荆芥、防风。

每日 1 剂，水煎分 2 次服，不用其他西药及外用药，嘱其心情保持舒畅，注意休息。

二诊：服 7 剂后瘙痒明显减轻，皮肤已变滋润柔软。继用前方水煎服，每日 1 剂，共服 21 剂，皮肤基本恢复正常，胁胀等诸症已消，病告痊愈。

【按语】神经性皮炎多由精神神经因素引起，主要表现为皮肤剧烈瘙痒、粗糙、苔藓化，常因情绪波动而诱发或加重。本病的特点是阵发性剧烈瘙痒，皮疹有特发区域，部位相对固定。其症状在皮肤，但病之根本在肝经。因情志不遂，郁闷不舒，导致肝郁气滞脾虚，气血运行失调，则急躁易怒，胁胀，善太息，外应于肝经之络脉，凝滞于肌肤则表现为皮肤剧痒难忍。西医无特殊疗法，中医治疗应重视调理肝脾，理气祛风止痒。选用原方重在疏肝理气，佐以健脾兼清郁热，加羌活引药入足太阳膀胱经，使药力直达病所，且有祛风止痒作用；加白蒺藜、荆芥、防风疏肝祛风止痒，配合欢皮既有安神止痒散结作用，又能以皮达皮，引药达表之功；乌梢蛇乃搜剔之品，功善祛风通络止痒。皮肤粗糙顽厚，必借乌蛇之类搜剔窜透，方能使浊去凝开，经行络畅，邪除正复。诸药相伍正切病机，故收效甚佳。

案 2　张某，男，58 岁，甘肃省庆阳人，2010 年 2 月 14 日初诊。

主诉：全身散在斑丘疹，剧烈瘙痒 4 年，复发 10 天。

病史：患者 4 年前情绪激动后发病，颈、背部、骶部及四肢外侧皮肤出现丘疹、红斑、瘙痒，渐渐加重。曾在韩老师处给予内服中药，配合丹皮酚软膏外用痊愈。近10多天来因家事休息不好，以上症状又发作，瘙痒剧烈，夜不安卧，遂又来韩老师处就诊。

专科检查：颈、背部、骶部及四肢外侧皮肤可见红斑、丘疹，皮肤粗糙呈苔藓化，伴见抓痕血痂，舌淡红，苔薄白，脉象弦滑。

西医诊断：泛发性神经性皮炎。

中医诊断：摄领疮。

辨证：肝郁化火，风热蕴肤。

治法：疏肝健脾，祛风止痒。

治疗方案：（1）丹栀消风汤加味：当归10g，牡丹皮10g，栀子10g，白芍20g，茯苓20g，柴胡10g，白术10g，甘草6g，羌活10g，白蒺藜30g，蝉蜕10g，合欢皮20g，白鲜皮20g，荆芥10g，防风10g，乌梢蛇10g。每日1剂，水煎2次混合后早晚饭后分服。

（2）蒺藜丸，每日2次，每次6g，饭后服。

（3）氟芬那酸丁酯软膏2支，外涂患处，每日2次。

二诊：自诉服上方14剂，症状改善，瘙痒减轻，无新皮疹发生，二便正常。效不更方，继续服用上方。

三诊：继服上方14剂，皮疹消失，轻微瘙痒，给予蒺藜丸继服。1周后知瘙痒消失，皮肤恢复正常病告痊愈。1年后随访未复发。

【按语】患者因精神因素而致肝气郁结，气血郁滞，肌肤失荣，生风化燥，又有虚风贼邪趁虚而入，搏结肌肤，故而皮肤干燥、粗糙而痒。《内经》云："阳气者，烦劳则张。"家务琐事，夜卧不宁，劳伤阴血，更使阳热内张，热盛生风，以致病情反复加重。故以丹栀逍遥散疏肝解郁，养血清热，加蝉蜕、白蒺藜、羌活、荆芥、防风、白鲜皮祛风止痒，乌梢蛇善行通络，搜风止痒，合欢皮安神解郁，活血止痒，引药达皮。全方重在宣散肌表稽留之邪，疏通血络，以达"血行风自灭"之效，兼以疏肝健脾，调养气血，使邪无盘踞之由，安内攘外，故病得速已。

案3　李某，女，35岁，西安市某中学教师，2011年12月29日初诊。

主诉：项背部及上肢外侧丘疹、红斑、瘙痒2年，复发2周。

病史：患者2年前生气后皮肤出现丘疹、红斑、瘙痒，逐渐加重。病后曾求治于韩老师，予以中药内服，外擦名丹肤王软膏3周而愈。近10多天来，因单位天天加班，休息不好，以上症状复发，遂来诊。现皮损经期加重，月经提前10天左右，经期两胁及乳房胀痛，食眠尚可，二便调。平时性格急躁，容易激动。舌淡红，苔薄白，脉象弦滑。

西医诊断：泛发性神经性皮炎。

中医诊断：摄领疮（肝郁气滞型）。

治法：疏肝理气，祛风止痒。

治疗方案：（1）丹栀消风汤加味：当归10g，牡丹皮15g，栀子10g，白芍20g，茯苓20g，柴胡10g，白术10g，甘草6g，羌活10g，白蒺藜30g，郁金10g，合欢皮20g，枳壳10g，益母草20g，荆芥10g，防风10g，乌梢蛇10g。每日1剂，水煎2次混合后早晚饭后分服。

（2）蒺藜丸，每日2次，每次6g，饭后服。

（3）乙氧苯柳胺软膏2支，名丹肤王软膏2支，每日2次，交替外涂患处。

二诊：服上方14剂，诸症减轻，情绪也较前平稳，急躁易怒感也有改善，效不更方，守方继服。

三诊：继服上方14剂，除自觉轻微瘙痒及淡红色色素沉着外，原皮损平复，末次月经来潮，已恢复正常，给予蒺藜丸内服巩固治疗而愈。1年后随访未复发。

【按语】肝主疏泄，调达气血，情志抑郁，则肝失疏泄，气机阻滞，郁而化火，故见烦躁易怒，两胁不适；冲任隶属于肝，肝郁气滞，气血失和，则月经失调，乳房胀痛；疏泄失常，气血津液疏布障碍，皮肤失于濡润，则风湿诸邪易趁隙而犯，蕴阻肌肤，更进一步使营血失于荣养之能，故见皮肤干燥、粗糙作痒。故本病治疗重在疏肝理气，以丹栀消风汤疏肝解郁，加荆芥、防风、乌梢蛇祛风通络，枳壳、郁金、益母草行气活血调经，药证相合，故取桴鼓之效。

案4 李某，男，70岁，住西安市北大街，2014年12月27日初诊。

主诉：全身皮肤瘙痒、干燥、苔藓样斑片2年。

病史：2年前皮肤发生瘙痒，渐出现干燥、肥厚性苔藓样斑片，并泛发全身，瘙痒无度，昼轻夜重，夜不成寐，凡经数医，选用中西药内服外用，效不佳，即或有效，停药则反复，渐失去治疗信心。近数月来全赖地塞米松等软膏外用以缓解症状。刻下精神可，全身皮肤散在干燥苔藓样斑片，瘙痒剧烈，以夜间为著，常彻夜难安，心烦易怒，焦虑不安，食纳可，二便调，舌红，苔白微腻，脉稍数。

西医诊断：神经性皮炎。

中医诊断：摄领疮（心肝火旺证）。

治法：疏肝清热，祛风除湿。

治疗方案：（1）丹栀消风汤加味：牡丹皮10g，栀子10g，柴胡10g，当归10g，白芍20g，白术10g，茯苓20g，羌活10g，白蒺藜30g，蝉蜕10g，合欢皮 20g，白鲜皮 20g，荆芥 10g，防风 10g，乌梢蛇 10g，生甘草 6g。每日 1 剂，水煎 2 次混合后早晚饭后服。

（2）蒺藜丸，每日 2 次，每次 6g，饭后温开水服。

（3）外用丹皮酚软膏、名丹肤王软膏，交替涂于患处，每日 2 次。嘱咐患者调畅情志，忌食辛辣刺激性食物及海鲜发物，避免过度洗浴和搔抓等。

二诊：告初服上方 7 剂，瘙痒减轻，但再服则效又不佳。乃于前方加珍珠母 30g（先煎），龙齿 30g（先煎），苦参 8g，每日 1 剂，水煎 2 次混合后早晚饭后服。其他治疗方法不变。

三诊：喜告服上方 7 剂，诸症若失，已能安然入眠，前之皮肤瘙痒、干燥、苔藓样斑片，悉皆消退，仅留散在淡褐色斑点状色素沉着，即前臂散在淡红扁平丘疹，要求巩固治疗，舌淡红，舌苔右侧较白腻，于前方加砂仁 10g，巩固而愈。

【按语】该案先以肝郁化火为主而论治，后从心肝合治而愈。方用自拟丹栀消风汤加味，方中柴胡疏肝解郁，助运脾土，使水湿不生，气血生化有源；当归、白芍补血柔肝，养血润燥；牡丹皮、栀子清泄肝经三焦郁热，去除耗伤阴血之因，牡丹皮以皮达皮，使血行风灭；白术、茯苓、生甘草运脾除湿；荆芥、防风辛温发散，配伍应用，非但无"风药助火"之谲，且有活血通经、助散风邪而止痒之妙；蝉蜕甘寒，《本草纲目》谓其可治："皮肤风热，痘疹作痒"；乌梢蛇性善行入络搜伏风止痒，共祛肌肤、经络之顽风；白蒺藜苦泄温通辛散，轻扬疏达，《药性论》云其治"诸风疥疮"，善散肝经风热，又能疏肝解郁，行气活血，除湿止痒；白鲜皮、羌活除湿止痒。复诊时，查其脉症，见瘙痒夜甚，舌红脉数，此肝肾阴虚，心火内动，乃于前方加珍珠母、龙齿安神止痒，苦参清心燥湿，杀虫止痒，使全方从心肝合治而收功。

【小结】神经性皮炎，相当中医的"牛皮癣""摄领疮""钮扣风""顽癣"等。韩老师认为，近年来本病发病有增多趋势，这与现代社会中人们的工作压力大，生活节奏快，心情长期紧张、焦虑、抑郁有关。情志不和易致肝气郁滞，郁久化热，热伏营血，生风化燥而致皮肤瘙痒；肝失疏泄，则脾胃升降失常，湿热由生，郁于肌肤而生虫，亦致瘙痒。故临床每见患者伴有情绪急躁，心烦易怒，女子有月经不调、乳腺增生、黄褐斑等气滞血瘀，肝经郁热者，辄以清泄肝火，祛风除湿，方用自拟丹栀消风汤治疗：当归 10g，牡丹皮 15g，栀子 10g，白芍 20g，茯苓 20g，柴胡 10g，白术 10g，甘草 6g，羌活 10g，白蒺藜 30g，水煎服。临床随证加减，屡获效验。

（四）临证经验

临证若从疏泄肝火论治少效，则以心肝合治，常可收意外之效。韩老师根据《内经》"心部于表"之说，认为心主血脉，运行气血精微，布散充养全身，肌肤毛发自得濡养，若心血充盛，则外不为风所扰，内不因虚生风。若心血有伤，心火偏旺，反应于肌肤腠理所流布的血络，而见血虚生风，热盛生风，甚至热壅成疮，故有"诸痛痒疮，皆属于心"之说。常见于年高体衰，肝肾阴亏，相火浮越，暗耗肌肤津液，燥盛生风，且肾水亏虚于下，不能上济于心，或肝血不足，肝火内盛，母病及子，或思虑过甚，耗损心阴，均可使心火亢盛，瘙痒遂生。是故，心火内盛也是导致皮肤瘙痒不可忽视的因素。治心常加龙齿、珍珠母，二药皆入心、肝两经，潜降肝火，清心安神而止痒，与本病最合。至于苦参一味，解毒燥湿，杀虫止痒，味苦难以下喉，小其量而用之。

神经性皮炎属于皮肤顽症，治疗用药中，韩老师常在辨证选方的基础上随证加减，以提高临床疗效：瘙痒剧烈者加蝉蜕、荆芥、防风、乌梢蛇祛风止痒；皮损见于枕项背部者加葛根，在额头者加白芷，位于手部者常加蜈蚣；双睑为著者，加菊花；病在面部加牛蒡子；下肢为主者，去羌活，加独活、川牛膝、木瓜；伴腹泻者，加党参、扁豆；若瘙痒剧烈加珍珠母、龙齿；失眠或瘙痒夜甚者加合欢皮、酸枣仁或夜交藤之类。对于症状较轻的患者，韩老师根据多年临床经验研制成蒺藜丸，服用方便，疗效亦佳。局部治疗多选择丹皮酚软膏、布特软膏、名丹肤王软膏等非激素制剂涂擦，以达标本兼治。本病多与不良精神情绪、工作压力较大及熬夜等因素密切相关，故在治疗中，韩老师常详询患者，以期待帮助患者找出致病根源，并积极帮助其消除病因，利于疾病恢复，甚至"勿药而愈"。有针对性的适当忌口也是必要的，少食海鲜、辛辣刺激品，避免饮酒，喝浓茶、咖啡等，以免诱发或加重病情。

（五）零金玉碎

脾胃为一身气血之源泉，大凡疑难病症，前贤多从脾胃着手。明代袁班《证治心传》有云："大抵人身以胃为总司，其用繁杂，其位冲要，凡内外诸病无不归之于胃。"《周慎斋遗书》中亦云："诸病不愈，必寻到脾胃之中，方无一失，何以言之？脾胃一伤，四脏皆无生气，故疾病日多矣。万物从土而生，亦从土而归，补肾不如补脾，此之谓也，治病不愈，寻到脾胃而愈者颇多。"皮肤病变，特别是慢性顽固性病变，病因多端，治愈不易，临证之际，韩老师崇《外科正宗》"外科尤以调理脾胃为要"之旨，每能重视脾胃辨证调理，或于辨证方药中伍用调理脾胃之剂，以期疾病迅速治愈。

第六节　白癜风

白癜风是一种黑素细胞被破坏所致的色素脱失性疾病。患病率为 0.5%~2%，发病无种族及性别差异，50% 左右白癜风患者在 20 岁前发病，由于该病多见于年轻人，好发于颜面、四肢等暴露部位，因此患者常常比较紧张、焦虑，缺乏自信，自闭等，严重影响正常的社交、工作和生活，因此治疗愿望比较强烈。

中医古籍称本病为"白癜""白驳风""白癜风""白点风""白处""龙舐"等，"白癜"名称最先出现在隋代《诸病源候论》："白癜者，面及颈项身体皮肉色变白，与肉色不同，亦不痛痒，谓之白癜。"唐代孙思邈的《备急千金要方》中称："九江散……治白癜风……其病入发，令发白。"认为白癜风还会影响到毛发的颜色，使毛发变白。

本病的发生多与先天肝肾不足、肝郁气滞、气血不和、脉络瘀阻有关。肝藏血，主疏泄，肝血充足，肝气疏泄调达，则气血津液得以疏布于体表，濡养肌肤。肾藏精，精血互生，肝肾同源，肾精、肾气充足则肌肤滋养有源，若肝肾不足，肌肤失养而致白斑，本型多见于幼儿。临床许多白癜风发病与情志失常有关，发病部位不固定，因情志失常，肝气郁结，肝气失于疏泄，气血失和，肌肤失于濡养发为白斑，本型多见于女性。气血是构成人体和维持人体生命活动的基本物质之一，肌肤色泽晦明赖于气血的濡养，气为血帅，血为气母，气血相生，任何一方的失调均可引起气血运行失调，致使气血失和，无法濡养肌肤，发为白斑。如若病程日久，久病多瘀，脉络瘀阻，毛窍闭塞，肌肤失养同样可酿成白斑。

（一）辨证思路

白癜风可发生在任何年龄、任何部位，单侧、对称或者泛发于全身，大小不等，形态各异，边界清楚。如若就诊患者以幼儿为主，多因先天禀赋不足，肝肾亏虚为主，以肝肾不足型居多，此外，患白癜风成年人如同时伴有头晕眼花、腰膝酸软、耳鸣耳聋等症状，亦属于此类型；如若就诊患者以女性为主，伴有心烦易怒、胸胁胀痛、夜眠不安、月经不调、乳中结块，则以肝郁气滞型居多；如若患者皮损颜色浅淡，边界欠清，皮损发病缓慢，常伴有神疲乏力、气少懒言、面色㿠白、爪甲唇舌淡白，则属于气血不和型；如若患者病程日久，或者按前几型治疗效果欠佳，则多可按脉络瘀阻型治疗。

（二）治疗方案

1.肝肾不足证

症状：白斑以幼儿居多，或有家族史，白斑局限或者泛发，常常伴有头晕耳鸣，失眠健忘，腰膝酸软，舌红少苔，脉细数。

辨证：肝肾阴虚，阴血亏虚。

治法：滋补肝肾，补血养血。

处方：熟地24g，酒萸肉12g，山药12g，牡丹皮10g，茯苓10g，泽泻10g，当归15g，菟丝子10g，桑椹10g，女贞子15g，补骨脂10g，甘草10g。

加减：若神疲乏力加党参、白术；若真阴亏虚，口干舌燥加阿胶、石斛；若头晕耳鸣加天麻、钩藤；若畏寒肢冷加肉桂、肉苁蓉、干姜、桂枝；若幼儿可酌加炒神曲、炒麦芽、炒山楂等健脾消食药物。

可以配合口服白癜康Ⅲ号（医院制剂），每日2~3次，每次6g，儿童按年龄减量。

2.肝郁气滞证

症状：白斑以妇女居多，散在渐起，数目不定，常常伴有心烦易怒，胸胁胀痛，月经不调，乳腺结节，舌正常或淡红，苔薄，脉弦细。

辨证：肝肾阴虚，血虚气滞。

治法：疏肝理气，补血消斑。

处方：当归15g，白芍15g，柴胡8g，茯苓10g，白术10g，生姜6g，薄荷6g，女贞子15g，桑椹10g，补骨脂10g，郁金10g，甘草6g。

加减：若心烦易怒加牡丹皮、栀子，月经不调加益母草；乳房胀痛加瓜蒌、枳壳；大便秘结加番泻叶、大黄；发于下肢者加川牛膝、木瓜、独活；发于上肢者加羌活、桑枝。

可以配合口服白癜康Ⅱ号（医院制剂），每日2~3次，每次6g，儿童按年龄减量。

3.气血不和证

症状：白斑颜色往往浅淡，边界欠清，皮损发病缓慢，患者常伴有神疲乏力，气少懒言，面色㿠白，爪甲、唇舌淡白，手足不温，舌质淡，苔薄白，脉沉细无力。

辨证：气血不和，肌肤失养。

治法：补气养血。

处方：党参10g，白术10g，茯苓10g，甘草6g，当归10g，白芍12g，熟地 6g，川芎 10g，黄芪 20g。

加减：若纳呆、反酸加炒神曲、炒麦芽、炒山楂等健脾消食药物；若口干、大便干，加麦冬、天冬、石斛；若伴有畏寒肢冷加干姜、桂枝、肉桂；发于下肢者加川牛膝、木瓜、独活；发于上肢者加羌活、桑枝。

4. 脉络瘀阻证

症状：白斑病程往往比较久，或者有外伤史，白斑往往比较稳定，不进展也不消退，边界清楚，舌质暗，有瘀点、瘀斑，舌下脉络迂曲，脉细涩。

辨证：脉络阻滞，肌肤失养。

治法：活血化瘀，通经活络。

处方：桃仁 10g，红花 10g，当归 10g，白芍 12g，熟地 6g，川芎 10g，丹参 20g，补骨脂 10g。

可以配合口服萍香丸（医院制剂），每日 2~3 次，每次 6g，儿童按年龄减量。

加减：若跌打损伤后发病加乳香、没药；局部刺痛加延胡索、川楝子；若纳呆、反酸加炒神曲、炒麦芽、炒山楂等健脾消食药物；发于下肢者加川牛膝、木瓜、独活；发于上肢者加羌活、桑枝。

（三）特色治疗

1. 特色院内制剂

（1）白癜康Ⅱ号，主要成分为牡丹皮、栀子、姜黄、沉香、白蒺藜、当归、白芍、柴胡、茯苓、制首乌、浮萍、白术、甘草等。主治功效：疏肝理气，祛风消斑。适用于肝气郁结型白癜风、白发等。

（2）白癜康Ⅲ号，主要成分为制首乌、熟地、菟丝子、桑椹、牡丹皮、姜黄、沉香、白蒺藜、白芍、茯苓、浮萍、补骨脂、甘草等。主治功效：滋补肝肾，祛风消斑。适用于肝肾不足型白癜风、白发等。

（3）萍香丸，主要成分为制首乌、丹参、红花、生地、菟丝子、牡丹皮、姜黄、沉香、白蒺藜、白芍、茯苓、浮萍、补骨脂、甘草等。主治功效：调和气血，滋补肝肾，活血消斑。适用于气血不和或血瘀型白癜风、白发等。

（4）白斑一擦净，主要成分为制首乌、丹参、红花、生地、菟丝子、牡丹皮、姜黄、沉香、白蒺藜、白芍、茯苓、浮萍、补骨脂、甘草等。主治功效：清热祛风，消白斑。适用于白癜风等色素减退性疾病。

2. 院内特色治疗

（1）火针治疗。具体操作：皮损局部用 75% 乙醇消毒，选用 3 支直径为

0.3mm 的 1 寸毫针，在酒精灯上烧至发白，迅速垂直点刺皮损，针刺深度根据皮损部位的肌肉厚薄、血管深浅而定。每周治疗 1 次，治疗 2~3 个月。

（2）梅花针治疗。具体操作：皮损局部用 75% 乙醇消毒，梅花针在白斑区叩刺，以局部微微渗血为度，每周 2 次，治疗 2~3 个月。

（3）自血疗法。具体操作：抽取静脉血 2~5ml，在表皮与真皮间作皮内注射，以皮损转为血色为度，每周 1 次，治疗 2~3 个月。

（四）典型医案

案 1 郭某，男，9 岁，2017 年 3 月 9 日初诊。

主诉：发现胸部约 3cm 大小白斑 3 个月，加重数日。

病史：患者前胸部约 3cm 大小白斑 3 个月，近日发现白斑面积变大，遂来我科门诊求诊。否认家族白癜风遗传病史。Wood 灯检查阳性，饮食尚可，夜休佳，二便调，舌质淡红，苔薄白，脉细。

西医诊断：白驳风。

中医诊断：白癜风。

辨证：肝肾不足。

治法：滋补肝肾，补血养血。

治疗方案：熟地 12g，酒萸肉 8g，山药 9g，牡丹皮 6g，茯苓 6g，泽泻 6g，当归 8g，菟丝子 8g，桑椹 6g，女贞子 6g，补骨脂 6g，甘草 6g。7 付，日 1 剂，水煎 400ml，分 2 次温服。同时配合院内制剂白癜康Ⅲ号，每日 2 次，每次 15 粒，口服。院内制剂白斑一擦净 1 瓶，每日 1 次，用棉签蘸少许药水搽患处。叮嘱患者饮食用铜勺子、铜碗，多食黑木耳、黑芝麻、黑米等黑颜色食品。

二诊：2017 年 3 月 16 日。白斑处皮肤略有潮红，白斑边缘颜色略加深，无色岛出现，无发展趋势，舌质红，苔白，脉细数。效不更方，继续服用上方 14 剂。

三诊：2017 年 3 月 30 日。白斑边界处皮肤有锯齿状色斑向白斑中心蔓延，少许色岛出现，无新发白斑。患儿母亲诉患儿近日食纳差，舌质红，苔白，脉数。中药方加焦山楂 10g、神曲 10g。余治疗方案不调整。

四诊：2017 年 4 月 7 日。患者饮食尚可，白斑中心色岛扩大，白斑从边缘进一步收缩，白斑面积减小到 1.3cm 左右。舌质红，苔白，脉数。以原方案继用。

五诊：2017 年 7 月 10 日。白斑面积缩小至 0.5cm 左右，恢复颜色区域肤色较正常皮肤颜色明显加深，停服汤药，口服白癜康Ⅲ号，每日 2 次，每次 15

粒。白癜风搽剂继用。巩固疗效，至临床痊愈。

【按语】小儿往往脏腑娇嫩，形气未充，肾主藏精，肝主藏血，肾为癸水，肾精亏虚，水不涵木，肝肾两脏乙癸同源，藏泄互用。肝肾亏虚，肾在色为黑，故出现白斑。肾愈虚、色愈减、白斑愈大，故治疗重在滋补肝肾以滋水涵木，因此以六味地黄丸为基础方。

案2 杨某，女，28岁，2018年6月6日初诊。

主诉：右胁肋部散在白斑6个月。

病史：6个月前发现右胁肋部出现散在淡白斑，曾去多家医院诊断为白癜风，经治疗效果不甚明显，遂来我科门诊求治。Wood灯检查阳性，且Wood灯检查面积较肉眼观察白斑面积大，白斑围绕带脉一周，饮食差，二便调，月经量少，偶有痛经症状，舌质红，苔白，脉弦细。

西医诊断：白驳风。

中医诊断：白癜风。

辨证：肝郁气滞。

治法：疏肝理气，理气活血。

治疗方案：当归15g，白芍15g，柴胡8g，茯苓10g，白术10g，生姜6g，薄荷6g，牡丹皮10g，栀子10g，女贞子15g，墨旱莲20g，白蒺藜20g，桑椹10g，补骨脂10g，益母草20g，甘草10g。7剂，日1剂，水煎400ml，分2次温服。同时配合院内制剂白癜康Ⅱ号，每日2次，每次30粒，口服。院内制剂白斑一擦净1瓶，每日1次，用棉签蘸少许药水搽患处。叮嘱患者注意休息，调畅情志，多食黑木耳、黑芝麻、黑米等黑颜色食品。

二诊：2018年6月13日。白斑边缘颜色略加深，无色岛出现，无发展趋势，服用药物后无特殊不适，舌质红，苔白，脉弦细。效不更方，继续服用上方14剂。

三诊：2018年7月8日。患者诉近日工作较繁忙，未按时复诊，夜休欠佳，无新发白斑，白斑边界处皮肤有锯齿状色斑向白斑中心蔓延，少许色岛出现，舌质红，苔白，脉弦细。中药方加酸枣仁20g、珍珠母30g。余治疗方案不调整。

四诊：2018年8月9日。患者夜休改善，白斑中心色岛扩大，白斑从边缘进一步收缩，白斑面积进一步缩小，未诉其他不适，舌质红，苔白，脉数。原方去益母草，继续服用。

五诊：2018年10月18日。右胁肋部点状白斑，无不适临床症状，停服汤药，口服白癜康Ⅱ号，每日2次，每次15粒。白癜风搽剂继用。巩固疗效，至临床痊愈。

【按语】患者6个月前工作不顺利，思想压力较大。百病皆生于郁，白驳风更不例外。郁可致怒，怒则伤肝，肝气郁滞，疏泄失常，忧思伤脾，则脾失健运，气缓不行，肝郁脾虚均可导致气机失调，影响人体气血正常运行，致使机体气血不和，血不荣肤，皮肤失却正常色泽。治疗应以疏肝理气、补血消斑为主，方选逍遥散加减。现代快节奏生活中，中青年白癜风患者首先应该考虑到肝郁气滞，追问相关病史，口服汤药并给予心理疏导，临床疗效往往较佳。

附　录

一、特色疗法

1. 软皮热敷散热敷疗法治疗硬皮病

【方剂组成】血竭、生艾叶、桂枝、三棱、刘寄奴、料姜石、浮萍、山豆根、土鳖虫、螃蟹、生麻黄、红花、陈皮、川乌、穿山龙、马笼头、穿地龙、断肠草。

【功效主治】活血通络，散寒祛湿。用于皮痹、冻疮、雷诺病、蛇串疮后遗神经痛、关节型银屑病等。

【用法用量】根据患处皮损形状及范围做成条状或饼状热敷包，每次1包，加黄酒拌湿蒸热后在局部热敷，每次30分钟，每日2次。

【不良反应】个别患者用后出现发痒等症状，使用前在皮损部位垫几层纱布即可避免。

【注意事项】（1）局部外伤不宜热敷。

（2）对本品过敏者禁用，过敏体质者慎用。

（3）药温不宜过高，以防烫伤皮肤。

2. 溻洗散外洗疗法治疗湿疹、皮炎、足癣

【方剂组成】生地榆、苦参、苍术、黄柏、马齿苋、白矾。

【功效主治】清热解毒，除湿杀虫，收敛止痒。用于治疗手足癣、湿疹、股癣、疥疮等。

【使用方法】每次取1包，水煎后滤渣取汁，病在慢性期用药汁温洗，急性期用口罩或多层纱布蘸药汁在局部冷湿敷，每日2次，每次20分钟。

【注意事项】局部外伤不宜热敷；对本品过敏者禁用，过敏体质者慎用。

3. 瘢痕软坚散贴敷疗法治疗瘢痕疙瘩

【方剂组成】山豆根、乌梅肉、马笼头、蜈蚣。

【功效主治】活血解毒，软坚散结，收敛止痒。用于治疗瘢痕疙瘩及皮肤外伤性增生等病。

【用法用量】将上述药物共研为极细末。根据皮损大小和数量多少，每次选择适量药粉用老陈醋拌湿，再用蜂蜜调成软膏状敷在瘢痕处，外用黑布覆盖，胶布固定，2日换药1次。

【不良反应】目前尚未发现明显的不良反应。

【注意事项】（1）局部外伤、破损、糜烂者不宜使用。

（2）对蜈蚣等动物蛋白过敏者禁用，过敏体质者慎用。

4. 牛皮癣软膏外涂治疗银屑病

【方剂组成】雄黄、硫黄、樟脑、枯矾、明矾、红砒。

【功效主治】清热凉血，消肿止痒。用于治疗各种银屑病。

【用法用量】上药共研极细末，用凡士林调成 12% 的软膏储瓶备用。

【不良反应】极少数患者用后出现局部发痒等症状，应立即停止使用，寻找引起瘙痒的具体原因。

【注意事项】（1）局部外伤、破损、糜烂者不宜使用本药。

（2）本软膏含有微量轻粉，对汞过敏者禁用。

（3）对本品过敏者禁用，过敏体质者慎用。

5. 鼠妇浆贴敷疗法治疗各种疣

【方剂组成】新鲜鼠妇（夏天随处可见，冬天不易找到）。

【功效主治】活血化瘀，解毒散结，消肿止痒。用于治疗各种皮肤疣病，尤其对皮损比较大的疣如寻常疣、跖疣等效果更好。

【用法用量】根据患者身上疣体大小、数目多少，选用活鼠妇数只捣烂如泥贮瓷瓶待用，用时选择母疣（最早发生的或最大的瘊子），以胶布剪孔保护正常皮肤露出疣体，用刀将疣顶部刮至出血为止，立即将捣烂的鼠妇浆涂其顶部，用胶布覆盖固定，2 天换药 1 次，使用 3 次疣体干枯脱落后告愈。

【不良反应】目前尚未发现不良反应。

【注意事项】（1）局部外伤、破损、糜烂者不宜使用本药。

（2）对本品过敏者禁用，过敏体质者慎用。

（3）对虫类畏惧者忌用或慎用。

6. 中药封脐疗法治疗过敏性皮肤病

【方剂组成】蝉蜕、地肤子、荆芥、冰片、盐酸多塞平（15g 中药加 1 片）等 5 种药物组成。

【功效主治】清热祛风，除湿止痒。用于治疗荨麻疹等过敏性皮肤病。

【用法用量】用时取 2g，以凡士林调成软膏敷在神阙穴，外用纱布覆盖固定。隔日 1 次，10 次为 1 个疗程。

【不良反应】极少数患者用后出现局部发痒等症状，应立即停止使用，寻找引起瘙痒的具体原因。

【注意事项】（1）局部外伤、破损、糜烂者不宜使用本药。

（2）对冰片、胶布过敏者禁用。

（3）对本品过敏者禁用，过敏体质者慎用。

7. 割耳疗法治疗银屑病、白癜风

【治法来源】耳穴割治属中医刺血疗法，《灵枢》曰："耳为宗脉之所聚。"《类经》云："手足三阴三阳之脉皆入耳中。"耳与脏腑经络均有密切的联系。经络发生异常，则机体发生病变。各经络在耳上均有循行，针刺不同耳穴，通过其与五脏六腑、四肢百骸的密切关系，可通络行气，通达内外，达到治疗相应部位疾病的目的。痤疮、黄褐斑、荨麻疹、湿疹、扁平疣等皮肤病亦可选用。

【功效主治】泄热破瘀，调理气机。

【操作方法】耳廓常规消毒，右手持尖头手术刀或三棱针，以刀尖纵向快速轻轻割破所选穴位的皮肤，不宜过深，长2~3mm，出血量以浸湿半个消毒棉球为度（如出血量过少，可通过酒精棉球轻轻挤压，促其出血）。用消毒干棉球轻压3~5分钟后，取下干棉球，用预先准备好的药物贴在割口处。每周割治2次，每次2~3个穴位，双耳交替进行。具体病种选穴如下：银屑病（神门、肝、肾上腺、内分泌、肺等）；白癜风（对耳轮下脚）。

【注意事项】（1）割治深度以不伤及软骨为宜。

（2）注意无菌操作，防止感染。

（3）治疗期间忌酒及辛辣刺激食物。

（4）糖尿病及出血性疾病患者慎用。

（5）割治局部避免外用化妆品及药膏。

8. 耳尖放血疗法治疗银屑病、痤疮、毛囊炎

【原理】放血疗法古代又称为"刺血络"或"刺络"，是中医学中一种独特的针刺治疗方法，早在《内经》中已对刺络疗法的针具、针刺手法及适应证有所记载。耳尖穴是放血疗法临床常用的穴位之一，位于耳轮上，将耳轮向耳屏对折时，耳廓上面的顶端处即是。《素问·调经论篇》曰："刺留血奈何？岐伯曰，视其血络，刺出其血，勿令恶血得入于经，以成其疾。"耳尖放血疗法的作用机制主要是通过祛瘀泄热以通经。

【功效主治】清热解毒，平肝息风明目，凉血止痒，消肿止痛。主要治疗银屑病、痤疮、毛囊炎、麦粒肿等皮肤病辨证属于风热或血热型者。

【操作方法】用手指按摩耳廓使其充血，取患者单侧耳轮顶端的耳尖穴，经碘伏或酒精棉球消毒，左手固定耳廓，右手持一次性采血针对准施术部位迅速刺入，深1~2mm，随即出针。轻按针孔周围，使其自然出血。然后用消毒干棉球按压针孔。双耳交替放血，出血量为5~10滴。

【注意事项】（1）孕妇、哺乳期妇女、合并肝肾和造血系统严重原发疾病及

精神病患者、身体特别虚弱及有出血倾向者禁用或慎用。

（2）治疗部位及医者术手应严格消毒，防止感染。

（3）治疗时应取卧位或者仰靠坐位，以防晕针。

（4）在放血部位挤压刺激要适当，发现小血肿时立即用消毒干棉球按压血肿数分钟，以防扩大。

9. 围刺疗法治疗局限性硬皮病

【原理】围刺法属于豹纹刺的一种，《灵枢·管针》曰："豹纹刺者，左右前后针之，中脉为故，以取经络之血者，此心之应也。"属多针刺法范畴，即将病灶围住，由扬刺法变化而来，在十二节刺中的扬刺是指"正内一，傍内四而浮之，以治寒气之博大者"。临床实践证明，围刺在治疗硬皮病、带状疱疹、疣等疾患时可使病灶范围在较短的病程内缩小，使病情不再发展，甚至达到治愈疾病。

【操作方法】局部常规消毒，采用直径 0.28mm、长 20mm 的毫针在皮损局部行多针围刺，针与针间距保持 5cm 左右，针刺毫针数以将病灶包围为宜，不施手法，留针 30 分钟，每日 1 次，10 次为 1 个疗程。

【功效主治】活血化瘀，疏经通络。

【注意事项】（1）注意检查针具，当发现针尖有钩毛或缺损、针锋参差不齐时，要及时更换。

（2）针具及针刺局部皮肤（包括穴位）均应消毒。针具每人自备，不可混用。

（3）重刺后，局部皮肤须用酒精棉球消毒，并应注意保持针刺局部清洁，以防感染。

（4）24 小时内不要沐浴。

10. 面部刮斑法治疗黄褐斑

面部治疗的总原则是活血化瘀，通络去斑。可选用中药面膜外敷配合面部刮斑方法治疗。

面部刮痧一方面用玉石鱼形刮痧板点按面部主要 23 个穴位，沿面部经络轻盈刮痧，以促进面部的血液循环，使面部毛细血管扩张，加速药物的直接吸收功能，另一方面将五白疏郁消斑面膜涂在脸部刮痧，通过活血化瘀、通络作用，改善面部的血液循环，使面部毛细血管扩张，最后达到使黄褐斑逐渐消退的目的。

（1）消毒刮痧板，预热刮痧板后滴上刮痧油数滴抹开。面部刮痧的同时依步骤重点按摩以下穴位：承浆、太阳、地仓、人中、迎香、晴明、瞳子髎、攒竹、鱼腰、丝竹空、印堂、翳风。

（2）活血化瘀中药面膜加美白淡斑中药面膜，用鸡蛋清调成糊状外敷面部治疗。

（3）做完面部刮痧后用温水擦洗面部，然后涂上活血化瘀中药面膜，再用离子喷雾热喷 20~30 分钟，清洗面部后，敷上美白淡斑面膜 15 分钟，揭下面膜即可。

（4）活血化瘀祛斑面膜所用的中药成分：红花、当归、桃仁、三七、益母草等。中药制成特细粉。

（5）美白淡斑中药面膜组成：白芷、白及、白茯苓、僵蚕、白丁香、珍珠粉等。多种中药制成特细粉。

（6）每周治疗 1~2 次，8 次为 1 个疗程，经临床验证，通过皮肤直接给药，就近处给病邪找出路，达到了药物直达病所的目的，发挥更为直接的作用，能够取得理想的效果。

11. 面部微针针刺疗法治疗黄褐斑

【原理】针刺面部相应穴位，达到活血化瘀、通络祛斑作用。

【操作方法】用 75% 的乙醇棉球消毒针刺穴位，用特制微针快速刺入面部特定穴位，每次留针 30 分钟，每日 1 次，10 次为 1 个疗程。

【功效主治】活血化瘀，通络祛斑。

【注意事项】（1）注意检查针具，当发现针尖有钩毛或缺损、针锋参差不齐时，要及时更换。

（2）针具及针刺局部皮肤（包括穴位）均应消毒。针具一般用 75% 乙醇浸泡 30 分钟即可使用。

（3）重刺后，局部皮肤须用酒精棉球消毒，并应注意保持针刺局部清洁，以防感染。24 小时内不要沐浴。

12. 针刺、水针、耳穴压籽疗法治疗黄褐斑

【原理】同针刺原理。

【功效】活血化瘀，通络祛斑。

【操作方法】针刺：根据辨证分型选取相应体穴，施平补平泻法，留针 30 分钟。

水针：川芎注射液、当归注射液、胎盘注射液、复方丹参注射液等任选一种注射于肺俞、心俞、膈俞、肝俞、脾俞、胃俞、肾俞、关元俞、三焦俞等穴位，每次选取 2~3 个穴位，隔日 1 次，1 个月为 1 个疗程，2 个疗程之间间隔 7 天。

耳穴压籽：根据不同证候选穴，两耳交替治疗，找到以上证候穴位敏感点后，用胶布将王不留行籽粘贴在穴位敏感点上，每天按压刺激2次，3日换贴1次，10次为1个疗程。

【注意事项】同针刺注意事项。

13. 火针疗法

【原理】（1）借助火热，温壮阳气。火针疗法通过加热的针体，经腧穴将火热直接导入人体，在人体内可以直接激发经气，鼓舞血气运行，温壮脏腑阳气，起到防病、治病的作用。

（2）开门祛邪，即通过灼烙人体腧穴而开启经脉脉络之外门，痛脓、瘀血、痰浊、水湿等有形之邪，以及风寒暑湿燥火等外邪均可从针孔直接排出体外。

（3）以热引热，借火力强开外门，使毒热外泄；同时火针温通经脉，助血气运行，则火毒随之消散。

【功效主治】温经散寒通络。适用于硬皮病、痤疮、带状疱疹、扁平疣、寻常疣、结节性痒疹、银屑病、湿疹、皮肤瘙痒症、神经性皮炎、白癜风、外阴白斑、面部化脓性皮脂腺囊肿等皮肤病。

【操作方法】（1）选穴：与毫针刺法基本相同，但选穴宜少，多以局部穴位为主。

（2）消毒：针刺前穴位局部皮肤应严格消毒，可先用碘酒消毒，再以乙醇脱碘。

（3）烧针：是使用火针的关键步骤。在使用火针前必须将针烧红，可先烧针身，后烧针尖。根据治疗需要，可将针烧至白亮、通红或微红。若针刺较深，须烧至白亮，否则不易刺入，也不易拔出，而且剧痛。若针刺较浅，可烧至通红。若针刺表浅，烧至微红便可。

（4）针刺：左手持点燃的酒精灯，右手持针，尽量靠近施治部位，烧针后对准穴位垂直点刺，速进速退，用无菌棉球按压针孔，以减少疼痛并防止出血。

（5）针刺深度：根据病情、体质、年龄和针刺部位的肌肉厚薄、血管深浅、神经分布而定。一般而言，四肢、腰腹部针刺稍深，可刺2~5分深；胸背部针刺宜浅，可刺1~2分深；至于痣疣的针刺深度以至其基底为宜。

【注意事项】（1）严格消毒。有大血管、神经干的部位禁用火针。

（2）血友病和有出血倾向的患者禁用火针。

（3）烧针后垂直进针，刺入后不能停留即刻出针。

（4）火针治疗后局部皮肤呈红晕红肿，应避免洗浴；局部发痒，不宜搔抓，以防感染。

（5）针刺后尽量不予外用药物，保持皮肤干洁，治疗后24小时内不能洗浴。

（6）对初次接受火针治疗的患者，应做好解释工作，消除恐惧心理，以防晕针。

二、韩世荣学术成果

在多年的临床实践中，韩老师非常重视临床科研，由他带领的科研小组总结整理老师们的经验，结合自己多年的临床体会，先后研制出多种皮肤科制剂，如银屑平、愈银片、新生发丸、白癜康Ⅱ号、白癜康Ⅲ号、萍香丸、蒺藜丸、祛风抗敏丸、祛斑玉容丸、痤疮灵丸、热敷药、软皮热敷散、溻洗散、牛皮癣软膏、白斑一擦净等。

1. 院内制剂

获批有正式批准文号的院内内服药制剂共10种，分别如下。

（1）银屑平片：采用云南名贵精制老松香等中药组成的银屑平片，具有祛风燥湿、排脓拔毒、生肌止痒作用。用于白疕证属血热及湿热型。该制剂自1985年投入临床使用至今，累计治疗患者达4万余例，通过对600多例银屑病患者的临床疗效观察及总结统计，该药临床有效率达95.64%，相关文章先后发表于《陕西中医》《中医临床研究》等杂志。因该药价低效优，目前有许多省内外患者、港澳台同胞及国际友人前来求诊索药。年使用量达4万余瓶。

（2）愈银片：主要成分为土茯苓、槐米、精制松香、三棱、莪术、何首乌、牡丹皮、白芍等中药。具有活血化瘀、软坚散结、润肤止痒功效。用于白疕，主要表现为头面、躯干、四肢暗红色肥厚性斑块、结节，皮损上覆盖厚层银白色鳞屑，伴见舌质暗红，或有瘀点，苔薄白或无苔，脉弦涩等，证属血瘀型者。通过对204例银屑病患者临床使用小结，总有效率达93%。

（3）新生发丸：主要成分为熟地、川芎、当归、白芍、菟丝子、羌活、枸杞、茯苓、牛膝等中药。具有滋补肝肾、健脾养血、生发乌发之功效，适用于治疗肝肾亏虚型斑秃、脱发、白发，临床症见头发干枯、焦黄、细软，伴四肢无力，头晕耳鸣，腰膝酸软，舌质淡红，苔少或无，脉沉细无力。通过对90例脱发患者临床使用小结，总有效率达90%。年使用数量达5万余瓶。

（4）白癜康Ⅱ号：主要成分为牡丹皮、栀子、姜黄、沉香、白蒺藜、当归、白芍、柴胡、茯苓、制首乌、浮萍、白术、甘草等。具有疏肝理气、祛风消斑之功效，适用于治疗肝气郁结型白癜风、白发等，临床伴见精神抑郁，食纳不香，口干咽燥，胸胁胀痛，舌质淡红，苔薄白，脉弦。通过对280余例白癜风患者临床使用小结，总有效率达 86%。年使用数量达 2 万瓶以上。

（5）白癜康Ⅲ号：主要成分有制首乌、熟地、菟丝子、桑椹、牡丹皮、姜黄、沉香、白蒺藜、白芍、茯苓、浮萍、补骨脂、甘草等。具有滋补肝肾、祛风消斑之功效，适用于肝肾不足型白癜风、白发等，临床伴见头晕、耳鸣、腰膝痠软，舌淡或红，苔少，脉细弱。通过对 300 多例白癜风、白发患者临床使用小结，总有效率达 88%。年使用数量达 2 万余瓶。

（6）萍香丸：主要成分有制首乌、丹参、红花、生地、菟丝子、牡丹皮、姜黄、沉香、白蒺藜、白芍、茯苓、浮萍、补骨脂、甘草等。具有调和气血、滋补肝肾、活血消斑之功效，适用于治疗气血不和或血瘀型白癜风、白发等，临床伴见神疲乏力，面色㿠白，手足不温，舌淡苔白或有瘀点，脉细或涩。通过对 290 余例白癜风、白发患者临床使用小结，总有效率达 81%。年使用数量达 2 万余瓶。

（7）祛风抗敏丸：主要成分为金银花、连翘、荆芥、防风、白鲜皮、生地、薏苡仁、地肤子、蝉蜕、枳实、苍术等。具有清热祛风、理气止痒之功效，用于外感风热伴脾胃虚弱型荨麻疹，主要表现为皮肤出现红色或白色风团，时隐时现，褪后不留痕迹，自觉瘙痒明显，伴见素体脾胃虚弱，咽喉肿痛，风团时起时落，遇热加重，舌质淡红，苔薄白或白腻，脉虚浮等证属外感风热伴脾胃虚弱。通过对 200 余例湿疹、皮炎类皮肤病患者临床使用小结，总有效率达 89%。年使用数量达 2 万余瓶。

（8）蒺藜丸：主要成分为牡丹皮、栀子、当归、白芍、柴胡、茯苓、白术、甘草、羌活、白蒺藜、乌梢蛇、蝉蜕、合欢皮等。具有祛风止痒、理气健脾作用。用于治疗神经性皮炎、过敏性皮炎、慢性湿疹，主要表现为颈部、额部、骶尾、背部、两胯、外阴及眼睑等部位密集分布、淡褐色或正常皮色扁平丘疹，相互融合，伴见抓痕、血痂、皮肤肥厚、失眠多梦、烦躁易怒，舌质淡或边有齿痕，苔薄白，脉弦细等证属肝郁脾虚型者。通过对 260 余例神经性皮炎、慢性湿疹类患者临床使用小结，总有效率达 90%。年使用数量达 2 万余瓶。

（9）祛斑玉容丸：主要成分为牡丹皮、栀子、当归、白芍、柴胡、茯苓、白术、玫瑰花、凌霄花、红花、枳壳、六月雪、郁金、青蒿、甘草等。具有疏肝健脾、活血祛斑之功效，适用于治疗肝郁脾虚引起的黄褐斑，临床伴见食少纳差，胸胁胀满，腹胀便溏，舌质淡，苔薄白，脉弦细。通过对 197 例黄褐斑患者临床使用小结，总有效率达 93.40%。

（10）痤疮灵丸：主要成分为生地、当归、川芎、赤芍、牡丹皮、黄芩、陈皮、连翘、白花蛇舌草、浙贝母、蒲公英、生牡蛎、桑白皮。具有清热解毒、活血化瘀之功效，适用于治疗血热型痤疮、面部皮炎等，临床伴见口干，口渴，面红目赤，大便干，小便黄，舌质红，苔薄白或薄黄，脉数。通过对 260 余例痤疮患者临床使用小结，总有效率达 92.30%。

2. 院内制剂

获批有"陕药管制字"文号的院内外用药制剂共 2 种，分别如下。

（1）热敷药：主要成分见前述，有活血通络、消肿止痛、追风透骨、散寒祛湿功效，用于皮痹、瘢痕疙瘩、冻疮、牛皮癣、雷诺病、甲癣、足癣等病。用法用量：根据患处皮损形状及范围做成条状及饼状热敷包，每次 1 包，每日 2 次，拌黄酒蒸热后局部热敷，每次 30 分钟。

（2）如意金黄膏：具有清热解毒、消肿止痛、排脓之功效，适用于治疗丹毒、囊肿、疖肿、痈、结节性红斑、蜂窝织炎等属热毒蕴结者。

已经上报待批的医院外用制剂有以下 8 种。

（1）软皮热敷散：具有活血通络、散寒祛湿功效。用于皮痹、冻疮、雷诺病、带状疱疹后遗神经痛等病。

（2）溻洗散：具有清热除湿、杀虫止痒功效。用于治疗手足癣、股癣、疥疮等病。

（3）牛皮癣软膏：具有清热凉血、消肿止痒功效。用于治疗各型银屑病。

（4）生发药水：具有清热除湿、止痒生发功效。用于治疗斑秃、脂溢性脱发等多型脱发。

（5）白斑一擦净：具有祛风止痒、退白增黑功效。用于治疗白癜风等色素减退性疾病。

（6）狼毒软膏：具有清热解毒、杀虫止痒功效。用于治疗各种银屑病、慢性湿疹、神经性皮炎等。

（7）软皮膏：软坚散结，生肌长肉，外涂局部治疗皮肤萎缩等。

（8）软皮丸：温阳益气，软坚散结，活血通络，治疗硬皮病、冻疮、雷诺病等。

3. 保健品

有批准文号中药保健品 1 项。

【药品名称】青痤乳膏。

【批准文号】"陕食药监健用字 06060168 号"。

【规格】15g/ 支。

【用法用量】经过提取制成软膏外用。适量，3 次 / 日，局部外搽。

【主要成分】大黄、丹参、硫黄、赤芍、白芷、僵蚕、冰片等 7 味中药。

【功效主治】具有清热解毒、活血去脂、消炎止痒、保护皮肤之功效，适用于治疗脂溢性皮炎、青年痤疮、酒渣鼻、湿疹等皮肤病。

【不良反应】目前未见不良反应发生。

【注意事项】①局部外伤不宜外用；②对本品过敏者禁用，过敏体质者慎用。

【贮藏】阴凉通风。

【有效期】24个月。

【生产单位】陕西俊辰医药保健品有限公司。

【使用情况】采用青痤乳膏配合面膜倒模治疗寻常型痤疮150例，并与西药莫匹罗星软膏治疗的50例进行对照观察。结果：治疗组显效率81%，对照组62%，治疗组疗效优于对照组，P<0.05。结论：本软膏具有清热解毒、活血散瘀的作用，故该方法是治疗寻常型痤疮的有效方法。[韩世荣，闫小宁.青痤乳膏配合面膜倒模治疗寻常痤疮100例 [J]. 陕西中医，2011，32（7）：850.]

4. 荣誉

1990年12月，荣获陕西省中医药管理局振兴中医读书知识竞赛三等奖。

1991年~1992年，荣获《中国医学文摘》优秀文摘员称号。

2001年1月由韩世荣主编，陕西科学技术出版社出版的《古今专科专病医案·皮肤病》一书，荣获2001年度西部地区优秀科技图书二等奖。

2011年，荣获中国孙思邈"大医精诚医德奖"（全国仅35人获奖）。本奖项由中华中医药学会组织评选。

2012年10月，陕西省政府授予韩世荣"三秦人才"，同时享受三秦人才津贴。

2013年4月，陕西省卫生厅、陕西省人力资源和社会保障厅、陕西省中医药管理局三家单位联合授予韩世荣"陕西名中医"称号，编号为201346。

2015年3月，韩世荣、马科党编著的《常见皮肤病防治300问》，由陕西科学技术出版社出版发行，获当年中国西部地区优秀科技图书三等奖。

2015年获陕西省科研成果二等奖励一项。

韩世荣与闫小宁共同编著的《性传播疾病中医治疗500案解读》于2015年9月由世界图书出版公司出版发行，获得2018年中华中医药学会学术著作三等奖。

三、韩世荣担任主编、副主编、主审出版的医学著作名录

1. 主编／编著著作

古今专科专病医案·皮肤病 [M]. 西安：陕西科学技术出版社，2001.

性病——完全图解手册［M］. 西安：世界图书出版公司，2002.

皮肤病——完全图解手册［M］. 西安：世界图书出版公司，2004.

性病——完全图解手册［M］. 第 2 版. 西安：世界图书出版公司，2006.

常见皮肤病防治 300 问［M］. 西安：陕西科学技术出版社，2015.

性传播疾病中医治疗 500 案解读［M］. 西安：世界图书出版公司,2015.

皮肤病［M］. 西安：西安交通大学出版社，2017.

古今中医名家皮肤病医案荟萃［M］. 西安：陕西科学技术出版社，2017.

2. 副主编著作

中医美容学［M］. 北京：中国中医药出版社，1996.

中医美容学［M］. 第 2 版. 北京：中国中医药出版社，1999.

中医美容学［M］. 第 3 版. 北京：中国中医药出版社，2006.

中医变态反应病学［M］. 西安：陕西科学技术出版社，2006.

中国当代名医名院特色医疗概览［M］. 北京：中国科学技术出版社，2005.

最新皮肤科药物手册［M］. 第 2 版. 西安：世界图书出版公司，2008.

皮肤病中医方剂制剂手册［M］. 西安：陕西科学技术出版社，2016.

常见皮肤病中医特色疗法［M］. 西安：世界图书出版公司，2017.

新编中西皮肤药物手册［M］. 郑州：河南科学技术出版社，2019.

3. 主审著作

当代中医皮肤科临床家丛书·韩世荣（第二辑）［M］. 北京：中国医药科技出版社，2015.

韩世荣皮肤病临证实录［M］. 北京：中国医药科技出版社，2020.

参考文献

［1］ 赵石麟. 医学史志探论［M］北京：九州出版社，2002：48，108.

［2］ 韩世荣. 巢元方对皮肤病学的贡献［J］陕西中医，1985，6（6）：284–285.

［3］ 范兵. 陕西中医纵览［M］西安：陕西科学技术出版社，2008：5，62.

［4］ 何炳武，刘宁. 论陕西文化特色与文化自信的建设［J］. 人文杂志，2016（3）：68–75.

［5］ 刘蔚，何清湖. 简析孙思邈医学伦理思想［J］. 湖南中医药大学学报，2015，35（10）：15–17.

［6］ 赵仁龙. 陕西中医古籍述要及研究现状［J］. 中国中医药图书情报杂志，2016，40（6）：41–44.

［7］ 孙晓生.《食疗本草》的学术成就及现代应用［J］. 新中医，2011，43（5）：129–131.

［8］ 宋青坡，王鑫，高希言等. 孙思邈养生思想探讨［J］. 中医学报，2016，31（10）：1507–1510.

［9］ 徐卫民. 陕西地域文化及其特征［J］. 长安大学学报（社会版），2014，16（1）：7–14.

［10］ 林旭阳. 陕西饮食文化特色浅析［J］. 食品安全导刊，2014（26）：41–43.

［11］ 苏礼. 陈尧道对伤寒温病学说的贡献［J］. 陕西中医，1985（03）：140–141.

［12］ 苏礼，郑怀林. 武之望《疹科类编》述要［J］. 陕西中医1984（07）：34–36.

［13］ 赵仁龙. 陕西儒医刘企向歌诀体医书整理与研究的意义［J］. 陕西中医药大学学报，2019，42（4）：5–7+17.

［14］ 陈尧道编集，李明廉，陶根鱼，吕选民点校. 痘疹辨证［M］北京：人民卫生出版社，1996.

［15］ 陕西省地方志编纂委员会. 陕西省志第七十二卷. 卫生志［M］西安：陕西人民出版社，1996：870.

［16］ 韩世荣. 成振江老中医的"一火二丹术"［J］陕西中医，1988，9（1）33.

［17］ 韩世荣. 陕西省名老中医经验荟萃（第五辑）［M］西安：陕西科学技术出

版社，1999．

［18］赵连皓，韩世荣．陕西省名老中医经验荟萃（第六辑）［M］西安：陕西科
学技术出版社，2005．

［19］张觉人．外科十三方考［M］北京：学苑出版社，2009．

［20］吕景山．施今墨对药［M］北京：人民军医出版社，2005．

［21］姜良铎，刘清泉．三态论证急症与角药配伍［J］．中国中医药现代远程教
育，2010，8（18）：173-175．

［22］闫军堂．经方中"角药"的配伍应用特点［J］．中华中医药学刊，2013（2）：
364-366．